ACUPUNTURA CIENTÍFICA.
Bases que sustentan

Juan Pablo Moltó Ripoll

Ediciones PNA.

Autor: Juan Pablo Moltó Ripoll
ISBN: 9781075796180
Independently published
2019. 1ra Edición
Volumen 1.
Instituto de Psiconeuroacupuntura y acupuntura Científica.
Avda. País Valenciano 90 1ro izq
Cocentaina 03820 (Alicante) España
www.acupunturacientifica.com
direccion@psiconeuroacupuntura.com

Autor: Juan Pablo Moltó Ripoll.
Intenta curar una enfermedad con un fármaco, a nivel molecular, es como intentar arreglar el motor de un coche con una escopeta de francotirador. El bloquear una sola molécula, no va a conseguir modular una enfermedad compleja y sistémica. Aunque la industria farmacéutica se empeñe en ello, la acupuntura siempre será mucho más efectiva. Si los acupuntores en investigación tuviéramos presupuestos económicos como posee la industria farmacéutica, la acupuntura cambiaría el concepto de enfermedad actual. Y me temo que el mundo entero

Sobre el autor:

El profesor Juan Pablo Moltó Ripoll es hoy en día uno de los mayores exponentes de la acupuntura científica, fundador de la Psiconeuroacupuntura. En la actualidad dirige el laboratorio de Neurociencias y Psiconeuroinmunoendocrinología enfocado a la Acupuntura científica, dentro del Instituto Español de AC, con sede en España y apoyado por diversas universidades internacionales de gran prestigio en Acupuntura.

Ha escrito multitud de libros sobre acupuntura y participado en todo tipo de congresos sobre acupuntura, psicología, medicina, etc... publicando en revistas indexadas. Llevando Occidente a Oriente en temas de ciencia. Su objetivo es desarrollar programas de investigación en ciencia básica aplicables a la acupuntura, como el que tiene ahora en sus manos, una serie de volúmenes que irán poco a poco fundamentando toda la ciencia en la que sustenta la acupuntura.

Formado en la tradición Oriental y con el título Nivel (A) en Medicina Tradicional China, ha combinado sus estudios en ciencias occidentales: Neuropsicología en el centro de altos estudios Universitarios de Barcelona. Psicoterapia Sensoriomotriz, en ISEP, Barcelona. Psicología Humanista en Fleapa, Barcelona. Psiconeuroinmunoendocrinología (PNIE) en el Instituto Peruano de PNIE.

Dedico este libro a la persona que soporta diariamente una vida ausente y aún así decide estar al lado de un soñador. Diana Patricia Zabala Morales.

Índice:

INTRODUCCIÓN
CAPÍTULO 1: LAS INTENCIONES
CAPÍTULO 2: DESCRIPCIÓN FRENTE A EXPLICACIÓN
2.1 Los escépticos de la acupuntura y sus argumentos
2.2 Las descripciones y las explicaciones
2.3 Las explicaciones
CAPÍTULO 3: CIENCIA BÁSICA
3.1 LA NUEVA CIENCIA BÁSICA EN LA QUE SE SUSTENTA LA PNA Y LA ACUPUNTURA CIENTÍFICA.
CAPÍTULO 4: ACUPUNTURA CIENTÍFICA.
4.1 La ciencia de la Psiconeuroinmunoendocrinología
4.2 La Cibernética, redes y ejes
4.3 Paradigma de la complejidad
4.4 Teoría general de sistemas
4.5 Teoría del caos y los sistemas dinámicos
4.6 Teoría del estrés y los mecanismos alostáticos
4.6.1 Alostasis
CAPÍTULO 5: A NIVEL BIOQUÍMICO Y MOLECULAR (EPIGENÉTICA)
CAPÍTULO 6: A NIVEL DE LA ESTIMULACIÓN CEREBRAL
CAPÍTULO 7: A NIVEL ONCOLÓGICO
7.1 Acupuntura, oncología y sistema inmune.
7.1.1 Las natural Killer.
CAPÍTULO 8: A NIVEL NEURONAL
8.1 MODULACIÓN A NIVEL PERIFÉRICO
8.2 MODULACIÓN SUPRAESPINAL
8.3 RED DE NEURONAS EN REPOSO
CAPÍTULO 9: A NIVEL HUMORAL.
9.1 REACCIÓN HUMORAL

CAPÍTULO 10: ACCIÓN DE LA ACUPUNTURA CIENTÍFICA A NIVEL DE LA MENTE (MARCADORES SOMÁTICOS)
10.1 LOS MARCADORES SOMÁTICOS
10.2 LOS PUNTOS DE ACUPUNTURA SON MARCADORES SOMÁTICOS
CAPÍTULO 11: A NIVEL EMBRIOLÓGICO.
11.1 EL CEREBRO EN TRES Y SU RELACIÓN CON EL SAN JIAO Y MAESTRO CORAZÓN
CAPÍTULO 12: A NIVEL DEL TEJIDO CONJUNTIVO, FASCIAS (MAESTRO CORAZÓN)
12.1 TEORÍA MIOFASCIAL
12.2 MOVIMIENTOS IDEOMOTORES
12.3 MATRIZ VIVIENTE
CAPÍTULO 13: EL INTERSTICIO (SAN JIAO)
13.1 EL SAN JIAO Y EL SISTEMA DE AGUAS
13.2 EL SISTEMA DE PISCHINGER
CAPÍTULO 14: LA ACUPUNTURA COMO UN MODULADOR INFLAMATORIO Y CON ESTO CONDUCTUAL
14.1 LA INFLAMACIÓN COMO MODELO DE CONDUCTA
14.2 CONDUCTA DE ENFERMEDAD
14.3 SISTEMA INMUNOLÓGICO Y REFLEJO INFLAMATORIO EN RELACIÓN CON EL SN
14.4 NERVIO VAGO.
14.5 REFLEJO INFLAMATORIO
14.5.1 LA ACUPUNTURA COMO PROCESO INFLAMATORIO Y POR LO TANTO MODULACIÓN DE LA CONDUCTA
14.5.2 LA ACUPUNTURA Y LA LIBERACIÓN DE ACETILCOLINA
CAPÍTULO 15: A NIVEL DE LAS NUEVAS ESTRUCTURAS. (CONDUCTOS DE KIN BONG HAN)
15.1 KIN BONG HAN Y EL HUEVO DE LA VIDA

CAPÍTULO 16: LAS INICIATIVAS PARA HACER DE LA ACUPUNTURA UNA CIENCIA. STRICTA
16.1 STRICTA: BASES CIENTÍFICAS DE NUESTRO MODELO
16.2 LOS SEIS PUNTOS DE STRICTA

Introducción.

Siempre he pensado que mi trabajo se debería de enfocar en conseguir encontrar todos los modelos científicos actuales que pudieran arrojar algo de luz a mi práctica como acupuntor. Desde que empecé con la acupuntura a principios de los 90 siempre me vi obligado a explicar a todo el mundo la decisión profesional que tomé, es decir, estudiar algo que por aquellos entonces era muy poco conocido. Recuerdo a mi padre decirme, - si quieres estudiar medicina, entonces estudia la de verdad. Sin duda, el consejo de mi padre era correcto, solo que él tenia un prejuicio sobre lo que era y no era medicina de verdad. Bajo ese yugo que he vivido toda mi vida, a ojos de familiares, amigos y ya no que decir de los "médicos de verdad". Ahora en el año 2019, con la publicación de este nuevo libro "Acupuntura Científica: sus Bases". Empiezo una colección que quiere dotar a todos los que como yo han cabalgado en está lucha por nuestros ideales de tener recursos y poder decir de una vez por todas, somos "Acupuntores".

La Acupuntura Científica (AC) utiliza los mismos dispositivos que la tradicional, en este caso hablamos de agujas y fuentes de calor como la moxa, (MX), se le añaden los estímulos eléctricos (EA) y en la actualidad el láser. Estos dispositivos actúan sobre el sistema Psiconeuroinmunoendocríno. De algún modo como iremos explicando en este trabajo, a estos sistemas se le suman los demás tejidos corporales, como son las fascias y el intersticio, querer pues hablar de acupuntura científica es querer hablar de todas las redes sistémicas del cuerpo e integrarlas en una *metáfora tradicional*, a saber: la teoría de los meridianos, qi, yinyang etc...La AC en realidad lo que hace es una *Neuroinmunoendocrino modulación*, que va más allá de la modulación nerviosa.

Entender la Acupuntura Científica solo a través del sistema nervioso es muy reduccionista y simplista, es por ello por lo que debemos de ampliar nuestras miradas más allá de la neuromodulación y hablar de: Modulación Neuroinmunoendocrina (MNIE) (Moltó 2018)[1], este termino sin duda explica mucho mejor nuestras intervenciones, que son sin duda complejas en su naturaleza. Es por este motivo que deberemos de comprender las bases filosóficas y fisiológicas en las cuales se sustenta la AC, que serán las de corte sistémico, sin duda alguna. Por otro lado, la AC necesita conocer en profundidad aparte de las teorías tradicionales, las ciencias de la biomedicina en general, la fisiología, patología, y todas las ciencias que apoyan sus postulados, como la teoría de la cibernética, teoría del caos, etc.... Apoyándose en un conocimiento profundo de la filosofía sistémica. Y estar al día de las nuevas tecnologías que pueden arrojar más luz a sus acciones bioenergéticas, avances en los efectos biológicos como pruebas electrofisiológicas, biología molecular, resonancia magnética funcional, PET y SPECT, etc.

Si queremos que nos tomen el colectivo científico como profesión sería y rigurosa tendremos que apoyarnos en la medicina basada en la evidencia. Con este objetivo usaremos los criterios STRICTA dentro de la declaración CONSORT, (2010) así conseguimos tener unos criterios estándares entre investigadores. Es por ello por lo que los que trabajamos con AC debemos de ceñirnos a estos criterios, para poder tener y publicar trabajos de calidad científica. Dedicare todo el capítulo 15 a este objetivo.Hoy ya existen mucha evidencia científica, si echamos una ojeada a PubMed podemos ver 29.054[1] artículos que hacen de algún modo referencia a la

---

[1] Consulta realizada el 20 de mayo del 2019.

acupuntura. Creo que, aunque aún hay mucho que hacer, estamos en el camino adecuado.

Nuestro instituto tiene como objeto desarrollar material didáctico que aúne los conocimientos vertidos por la comunidad científica en un cuerpo coherente de contenidos ordenados y discutidos. El análisis de artículos científicos es fundamental en nuestra labor investigativa la bibliometría y el estudio de lo publicado nos hace creadores de material científico serio y de calidad, que posteriormente presentamos a nuestros pares en los congresos mundiales de máximo prestigio. Por otro lado, si cabe aún más importante, tenemos una dedicación casi exclusiva en el desarrollo en investigación básica a través de nuestro laboratorio de Neurociencias y Psiconeuroinmunoendocrinología aplicado a la AC, con el apoyo de diversas instituciones situadas en diversos países del mundo, generando una red sistémica de instituciones que se organizan con este fin cooperativo, con el único fin de colaborar en el desarrollo y defensa de nuestra ciencia la Acupuntura. Si usted pertenece a un grupo o es investigador en el área que nos incumbe no dude en ponerse en contacto con nuestra institución.

Capítulo I. Las intenciones.

Somos la suma de nuestras interacciones mantenidas en la historia de cada uno.

Es de suma importancia en toda ciencia que se considere seria someterse al riguroso examen de la eficacia. Lo que denomino (Acupuntura Científica) para determinar su o sus campos de acción. La Acupuntura Científica (AC) deviene de una ciencia muy antigua pero no por ello obsoleta, pues tenemos que pensar que la Medicina Oriental esta hoy en día sometida al método científico como cualquier otra ciencia. No entiendo por que aún me encuentro colegas que critican a los que como yo nos dedicamos a encontrar puntos de unión entre la tradición y la ciencia con el único objetivo de llegar más lejos, quizás sus críticas se deban a que de algún modo necesitan mantener la figura del gurú místico que tanto daña a nuestra profesión parasitada por oportunistas disfrazados de santos.

Estamos parasitados de aprovechados y apasionados llenos de ingenuidad, que confunden la ciencia con un ataque a su fe, basada en ideas imprecisas de las cuales brotan multitud de estúpidas terapias basadas en excentricidades bien argumentadas por falacias de toda índole.

Cualquier filosofo y sensato de la ciencia descubre nada más mirar. Nos les voy a señalar de que técnicas hablo, pero seguro que usted ya sabe … y si usted no sabe, entonces tiene un problema, no le vendan gato por liebre…

Existen multitud de universidades que trabajan duramente en conseguir este loable objetivo, nuestro instituto se dedica enteramente en estrechar lazos de colaboración entre diferentes laboratorios de desarrollo en esta materia.

Me ha sucedido que los colegas médicos se extrañaran al señalar la palabra Acupuntura Científica, pues para ellos es científica de base, es como decir Neurociencias Científicas, se da por hecho que las Neurociencias son y deben de ser científicas, a primera vista parece una incongruencia llamar: Acupuntura Científica a algo que de por si debe de serlo.

Sin embargo, no sucede esto siempre así, dentro de la Acupuntura existen muchos puntos de vista, y dada la ambigüedad de los mismo podríamos decir que incluso existen puntos que se alejan mucho de las ideas científicas que quiero expresar en este trabajo.
De hecho, hay escuelas que con tres agujas ya te lo curan todo, ¡¡y si!! miles de seguidores como ¿no? Medicina china asquerosamente occidentalizada, formulas al estilo, si te duele aquí o tienes esto, haz esto y pínchate así... Algo así como si te duele la rodilla, ¡¡¡es que no quieres avanzar en la vida!! Supéralo... Que ignorancia más dolorosa, que no exime de la responsabilidad de lo que hacemos. ¿Sé ha preguntado si la maquina esa que cura todo es un fraude? Si no se lo ha preguntado es hora de que se lo pregunte, y ahora solo sea honesto, o quiere ahora amortizarla...

Mejor no miremos, ¿verdad?, eso si luego critiquemos a los médicos y a la farmacéutica si hacemos lo mismo o peor.
Recuerdo cuando algunos colegas míos allá por los años 90 siempre decían que no hacia falta saber nada sobre ciencia y menos sobre medicina para poder enfrentarse a un caso en la clínica acupuntural. A mí esta reflexión siempre me pareció muy radical, hoy en día el tiempo me ha dado la razón y negar la evidencia es negar la realidad y esto solo responde a fundamentalismos teóricos, tanto por un lado como por el otro. Es decir, también me he encontrado y me sigo

encontrando a médicos que de plano niegan cualquier evidencia científica de la acupuntura, paradójicamente diciendo que no es científica sin usar para ello un criterio científico, en fin, mal por un lado y mal por el otro.

La pregunta es, ¿Cómo está el panorama dentro de la Medicina China? Hay un articulo que resume muy bien esta pregunta del Dr C.M Giovanardi[2] que nos pone al día sobre el asunto. Realmente, aunque la medicina china sea muy antigua no se sometió a la ciencia hasta el **año 1960,** gracias al apoyo del gobierno chino. Sin embargo, en este periodo que llega hasta la década de los 70 se hicieron muchos estudios deficientes a nivel metodológico, **sin estar controlados y aleatorizados**, esto los convierte en no válidos, aunque la muestra sea grande. Sobre la década de los 80 se mejoró el método científico y se optimizó la calidad de la experimentación, se empezó a publicar en multitud de revistas científicas. Según Tang (1999) existían hasta entonces dos errores, uno la metodología deficiente, y otro a mi parecer más importante, una tendencia a **publicar solo los resultados positivos**.

Situación que todo grupo de investigación serio debe de publicar tanto lo que corrobora la teoría como lo que la invalidad. Para que toda la comunidad pueda avanzar más rápido, y no volver a cometer los mismos errores. De hecho, por lo general es más frecuente las demostraciones negativas que las positivas, pero las dos tienen el mismo valor. Vickers y su equipo, saco a la luz una situación un poco controvertida. *No es serio encontrar 252 ensayos en los cuales observaron que todos los resultados realizados en china eran eficaces.* (Vickers et al. 1998).

Me gustaría primero que nada exponer donde la Medicina Oriental no ha demostrado eficacia, o la ha demostrado de forma deficiente. Hoy en día existen muchas revisiones que demuestran resultados dudosos y deficientes en la acupuntura en muchas patologías, nos guste o no.

Como podemos ver es necesaria una toma de contacto con la realidad y a partir de ahí empezar a trabajar, para mejorar la situación. En el departamento de I+D+I del Instituto de PNA en el año 2014, lleve a cabo una encuesta en el departamento de estadística para evaluar que opinaba el profesional de la medicina china sobre esta situación, con el siguiente resultado:

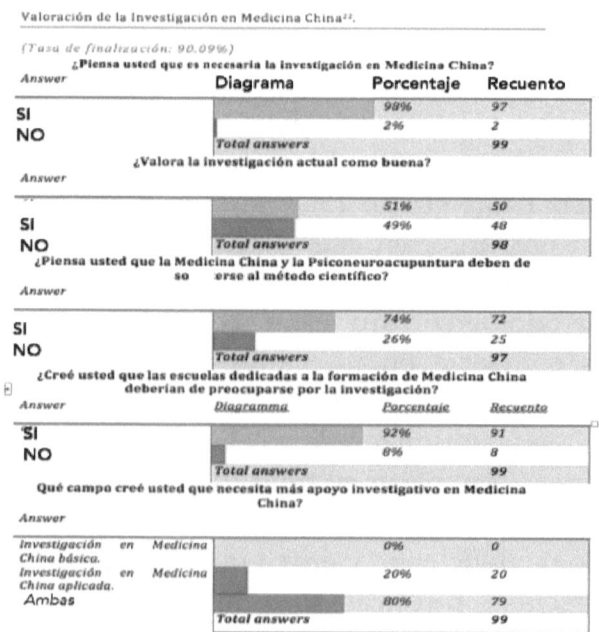

Como podemos observamos el 98% de los encuestados piensan que es necesaria la investigación en Medicina Oriental, y un 49% es consciente de la mala calidad de las actuales investigaciones. Lo sorprendente es que exista un grupo reducido en este caso 26% que piensen que no se necesita la investigación en Medicina Oriental MOR. Por otro lado, hay que dar un toque de **atención a las escuelas de formación en Medicina China pues en ellas se debería de fomentar la investigación como se refleja en el 92%** de los encuestados que denuncian esta deficiencia, por lo menos en España. Quiero señalar que ¼ de los entrevistados dicen que no se necesita investigación, o sometimiento al método. Me plantean una o mejor dicho dos dudas, la primera, posiblemente son recelosos a todo aquello que se llama ciencia, esto suele ocurrir por esos libros que se publican hablando de lo mal que se hacen las cosas en ciencia, yo los leo y me gustan, pero sé que la ciencia no es eso, eso a todo caso es mala praxis del método pero no por el método en si, sino por el que lo utiliza, hay intereses creados detrás de algunas investigaciones, pero eso no es que la ciencia en si sea mala. Y segundo, esta duda es si cabe peor, que contesten que no, porque nunca tuvieron contacto con el método científico, cosa que creo que es peor si cabe. Muchas escuelas actuales, solo dan asignaturas de medicina china a sus alumnos, sin ni siquiera comentar la existencia del método científico y si lo comentan es para mofarse, claro. Como vemos es necesario dedicar dinero y esfuerzos a este objetivo. Sin embargo, esto hay que hacerlo bien, pues nos puede llevar a resultados contradictorios como que la acupuntura demuestra que es efectiva en algo y otro estudio demuestra que no, como concluyen en el estudio de Martin y cols.

Mientras que ciertos estudios han demostrado la efectividad de la acupuntura en otros los resultados han sido negativos[3]. **¿Por qué se dan estas contradicciones?,** muy posiblemente porque se necesite una buena formación en Acupuntura Científica para poder desarrollar eficazmente las investigaciones. Y, peor aún, ¿qué se entiende por acupuntura? Como veremos en el STRICTA no solo por pinchar ya hacemos acupuntura. Es por ello por lo que en toda formación de un buen acupuntor debe de tener asignaturas que traten la investigación. En esta colección dedicaremos un manual entero a la metodología en investigación enfocada a la Acupuntura, junto a mis colegas del equipó científico del Instituto departamento de metodología. Por ejemplo, entender como se desarrollan los ensayos aleatorios controlados, tener puntos estandarizados sobre la praxis de acupuntura que hagan converger en la comunidad científica los datos obtenidos, ejemplo de ello son nuestros trabajos en el sistema estadístico de evaluación diagnostica Acuanalyser®, con el objetivo de desarrollar protocolos estandarizados. Repito y no me cansare de ello, hoy en día creo que habría que añadir a la formación del acupuntor una especialidad en investigación, pues es necesario a nuestros estudiantes fomentarles esta necesidad. (Cosa que no sucede en otros países).

Existen dos congresos a mi entender significativísimos en la historia del mundo de la Medicina china, o por lo menos marcaron un antes y un después, el primero en 1997 en el Congreso sobre la acupuntura, organizado por los **Institutos Nacionales de Salud de los Estados Unidos** (Bethesda, 1997), se impulso la necesidad de una investigación seria y rigurosa. Curiosa y seguramente viendo lo que estaba sucediendo en EE. UU, y Europa, China sé apresuro a la realización **del Iº Congreso de Pekín en el año 1978**[4], *como vemos un año después*, donde los orientales se abrieron al público mundial, publicando en lengua inglesa y mostrando multitud de ensayos clínicos. Solo dos años después en Francia[5] se creó un centro de documentación sobre Medicina Oriental, siendo los pioneros en este asunto.

Las **conclusiones del congreso americano** fueron textualmente:

La acupuntura como una intervención terapéutica, y una práctica generalizada en los Estados Unidos. Aunque ha habido muchos estudios sobre su utilidad potencial, demasiados de estos estudios presentaron errores en el diseño, tamaño de la muestra, y otros factores.

La cuestión se complica aún más por las dificultades inherentes a la utilización de controles apropiados, tales como los placebos y acupuntura simulada. Sin embargo, han surgido resultados prometedores. Por ejemplo, se ha mostrado eficacia de la acupuntura en el postoperatorio para adultos y efectos sobre las náuseas y vómitos en la quimioterapia, efectos positivos en el control del dolor dental. No obstante, otras situaciones tales como: la adicción, la rehabilitación en accidente cerebrovascular, dolor de cabeza, calambres menstruales, codo de tenista, fibromialgia, dolor miofascial, la osteoartritis, dolor en la espalda, síndrome del túnel carpiano, asma, en el que la acupuntura puede ser útil como un tratamiento adyuvante. Es necesaria más investigación para descubrir áreas adicionales donde las intervenciones de acupuntura serán útiles.

Como podemos ver en este congreso se hacían patentes las contradicciones en los efectos de la acupuntura. Por ejemplo, hemos dicho que el tratamiento de la artritis reumatoide es deficiente con la acupuntura (Casimiro y cols, 2004)[6]. Quizás si estudiamos más detenidamente los estudios podemos encontrar respuestas (Deivit et al. 1999) llevaron a cabo una investigación sobre el efecto del 3H Taichong, en el tratamiento de la AR. Como señala Giovannardi en su artículo antes citado y haciendo referencia al trabajo de Deivit: *"Ningún acupuntor serio se atrevería con este tipo de tratamiento para este trastorno"*. Este tipo de estudios al intentar traducir una patología a un punto de acupuntura choca con la traducción de patologías occidentales con trastornos chinos, lo que nosotros llamamos diferenciación de síndromes o patrones[7].

Estos patrones como sabemos los acupuntores siguen una teoría propia basada en la Medicina Oriental muy distinta a las teorías de causa y efecto de la medicina occidental. Si queremos hacer un buen tratamiento de acupuntura esté debe de ser personalizado, y por ello, la elección debe basarse en criterios individuales. La elección de los puntos debe de seguir estos criterios personalizados. **Tratar la AR con solo un punto es ir directamente a un error fundamental**. Esta crítica de Giovannardi es cierta pero solo si se aplica a la investigación aplicada, no a la básica, me explico, muy distinto son las investigaciones que llevamos a cabo el Dr. Báez y yo, juntamente con el grupo de investigación en enfermedades moleculares e inmunológicas[8]. En nuestros trabajos nos limitamos al estudio de un solo punto, y valoramos a nivel molecular los resultados en análisis cuantitativos, por ejemplo, las "citoquinas". Estos estudios están basados en niveles cuantificables y medibles, atribuyendo así una efectividad a los mecanismos de la acupuntura a nivel de las sustancias orgánicas. Es decir, cuantificamos las moléculas y las comparamos con un antes y un después, esto nos sirve para determinar acciones de la acupuntura, pero no para determinar su efectividad en una patología occidental. Estas investigaciones sí que son en la mayoría de las veces con un solo punto, o como mucho una estandarización de varios puntos con algo en común que medir.

Independientemente estemos acuerdo o no sobre esta metodología y su traslación a la Medicina Oriental sí que es un buen método para empezar a posicionarse, allí donde se merece, lo que denomino **Acupuntura Científica**.

Capítulo II. Descripción frente a Explicación.

2.1 Los escépticos de la acupuntura y sus argumentos.

Otro tema para estudiar son las investigaciones **aplicadas o clínicas**, en este punto, sí que tenemos que mejorar la investigación. Es en este aparado donde me voy a detener en este capítulo. Como decía, creo que deberíamos diferenciar la investigación básica de la aplicada, y desde ahí empezar a diseñar nuestras investigaciones. Lamentablemente he encontrado muchos metaanálisis en los cuales se ha medido tanto la investigación básica como la aplicada, siendo evidente encontrar así ciertas incongruencias.

Por otro lado, también quiero denunciar ciertos estudios que se publican en **medios sensacionalistas** y de poco rigor que nos hacen un flaco favor, hablo de la generalización de ciertos resultados de experimentaciones, del tipo: La acupuntura es eficaz o no con cierta dolencia. Creo que este tipo de enunciados están errados. Se debería de decir la técnica de acupuntura con estos puntos; a, b, c, ha sido eficaz o no en tal dolencia. ¿Qué es la acupuntura? Es una generalización. En medicina esto no se hace. Imagine que se generalizara de igual modo, la medicina es eficaz o ineficaz en tal desorden. ¿Qué medicina?, a todo caso tal fármaco o tal intervención es estadísticamente significativa o no, pero, no generalizamos a toda la medicina. Este tipo de confusiones intencionadas, o no, son muy usadas por nuestros detractores, *la generalización*. Es por ello, necesario que nos vayamos definiendo, sobre todo en nuestro posicionamiento teórico. A continuación, voy a desarrollar los siguientes puntos que creo que son muy importantes, en nuestro trabajo en el departamento de I+D+I, se está realizando un trabajo de investigación sobre la "propia investigación en Medicina China" sacando a la luz errores de fondo de esta, cosa que tengo que decir que no es solo sucede esto en la Medicina China. En el III Congreso Iberoamericano de Psicología de la Salud (Sevilla 2014) donde participe presentando la Psiconeuroacupuntura, había una ponencia titulada los fraudes y mentiras de la Psicología, allí se ventilo los grandes fraudes de la investigación, dentro de estos sectores. Recuerdo que estaban muy muy enfadados con el gran fraude psicológico del siglo XXI, la Biodescodificación y Bioneuroemoción. Si usted es un seguidor de estas técnicas les sugiero que pongan en google la palabra Bioneuroemoción y fraude juntas y lea sin prejuicio.

2.2 Las descripciones y las explicaciones.

Desde que el hombre es hombre es curioso, siempre ha necesitado entender lo que sucede en la naturaleza. Esta necesidad de conocimiento siempre ha existido y cuando no tenia ninguna herramienta intelectual para entender lo que veía (ciencia) podía recurrir al mundo de los mitos, para con ellos, poder llenar este vacío de conocimiento, aunque estos fueran fantásticos e ilógicos, en cierto sentido eran mejor que nada. Será pues necesario entender esta curiosidad del ser humano. Primero hay que saber que la curiosidad se manifiesta de dos formas:

. -La primera manifestación se basa en saber qué es o cómo es algo, se suele responder a esta necesidad con las famosas descripciones. P.e puedo saber que es un coche a través de su descripción: tiene ruedas, un motor, volante etc… Es pues una aproximación a la realidad de forma descriptiva. Esta descripción se basa en la observación directa, *"empirismo"*.

. -En cambio la segunda manifestación responde al por qué es algo, es decir, a las *explicaciones*. Aquí intentaríamos entender que es un coche desde su explicación técnica. Una cosa es describir el movimiento de los planetas y otra cosa muy distinta es explicarlos. Tengo que decir, con la cabeza baja que la medicina china nos ha descrito muchas cosas, pero no nos las ha explicado. Por ello, nos acusan de no ser ciencia. Pues según algunos carecemos de explicaciones. Siendo este uno de mis objetivos en este trabajo, llenar de explicaciones la Medicina China.

<<La ciencia es puramente explicativa, no es mero conocimiento descriptivo>> Hempel.

Con anunciados como este de Hempel, nuestros detractores como Victor-Javier Sanz, en, "Acupuntura ¡vaya timo!", o Brissonnet, Jeean en, "Les pseudo-medicines", Broch, Henri, "Au coeur de l´extraordinaire", entre otros tantos, nos intentan desprestigiar y descalificar.

Las explicaciones.

Por lo tanto, vamos a desarrollar un trabajo que intente ser explicativo a la vez que descriptivo, para poder tener más peso científico. Pero ¿qué es una explicación o qué características tiene que tener?, el mejor modelo para este fin es el aristotélico. La explicación tiene que tener la característica lógica de un silogismo categórico, basado en un razonamiento deductivo que consta de tres partes, es decir, tres proposiciones categóricas:

Las dos primeras partes son las "premisas", es decir, antecedentes, la tercera es el "consiguiente" o conclusión. Que sería la explicación propiamente dicha. Esta explicación solo puede o negar o afirmar las primeras premisas. Si esto no puede darse entonces no hay explicación, y si no hay explicación no es ciencia. Punto este importante ya que deja fuera de juego a muchas tendencias "cúralo todo", como la existencia de vidas pasadas, o que tu sufrimiento es debido a que tienes una impronta de un familiar o un antepasado tuyo que tienes que pagar, o un conflicto quántico etc…

La consecuencia de un razonamiento es buena o legítima cuando lo que la precede es realmente un precedente, por ejmplo:

[1] Si los animales son mortales.
[2] Y si yo soy un animal.
[3] Entonces soy mortal.

Tenemos que saber que toda explicación es un raciocinio en el que se distingue, la materia y la forma que en el raciocinio se ordenan y distribuyen. Siendo la materia, los elementos que la constituyen y la forma, la ordenación de estos.
La forma es el modo en que se dispone la materia. [1][2][3]. "silogismo categórico".

[1] si…
[2] y si…
[3] entonces …

Ahora bien, puede ser que la forma sea buena y la materia falsa, produciéndose una conclusión: "Verdadera".

[1] Todos los españoles son catalanes.
[2] Los catalanes son europeos.
[3] Los españoles son europeos.

Vemos como en este caso la forma, es correcta, (si…y si… entonces…), en cambio, la materia es incorrecta, y el resultado correcto. Y también puede darse que la materia sea falsa, una forma buena, y un resultado incorrecto. [1] Los humanos son animales.[2] El perro es un animal. [3] por lo tanto el perro es humano. Así pues y aquí esta lo verdaderamente importante, aun suponiendo que la forma se respete, es siempre necesario examinar la materia.

A veces, la materia es incorrecta y las conclusiones no. Pero esto no nos tiene que desanimar, si queremos ser ciencia, tenemos que examinar en profundidad la materia, (de la que está hecha el raciocino de la Medicina China). Para ser ciencia la materia (proposiciones) tienen que ser comprobables o constatables. Aquí está el asunto peliagudo con respecto a nuestra profesión. Los críticos argumentan que las pseudociencias son proposiciones cuyos términos no pueden ser definidos operacionalmente ya que a los objetos a los que se refieren no pueden detectarse, es decir, no están al alcance de la experiencia.

Según los escépticos de la Medicina china esto es lo que le sucede con los términos Qi, yinyang, Shen etc... Según ellos, "los escépticos", esto no impide que los razonamientos sean formalmente válidos y parezcan ciencia. Por lo tanto, las leyes del razonamiento son estas; 1. De la verdad del antecedente se sigue la verdad del consiguiente. 2. De la falsedad de antecedente puede seguirse la falsedad o la verdad del consiguiente. En este caso cuando esto ocurre, es decir el punto 2. Y es correcto, es por accidente, casualidad.

De lo verdadero solo se sigue lo verdadero, de lo falso se puede seguir lo verdadero y lo falso. Indirectamente los críticos vienen a decir que la teoría de la acupuntura, (qi, yinyang, cinco elementos etc...) es falsa, pero algunas veces los resultados son positivos, por "casualidad". Tenemos pues que empezar a trabajar sobre la materia, y, sobre todo, darle un sentido verdadero. Pero ¿cómo? Sigamos...

Para salir de este magnánimo entuerto que tanto los escépticos como los propios acupuntores nos han y nos hemos metido, tendremos pues que poner las cosas en su sitio. Analicemos ahora los tres puntos anteriores, pero llevándolos a la ciencia, el:

[1] pertenece a la ciencia básica.
[2] a la ciencia aplicada.
[3] a la terapia.

El punto [3] es esencialmente una técnica, por ello, como sucede con las premisas del tipo [3] son o tienen que ser de carácter práctico, es decir, reglas, o normas que tienen que ser más o menos eficientes, en lugar de verdad o falsedad.
Este punto es vital ya que los escépticos señalan que; *de ahí que un remedio pueda ser efectivo por casualidad en determinados casos concretos y, sin embargo, su explicación sea falsa, tal y como sucede en los puntos de acupuntura, (...) Finalmente este carácter práctico de la medicina, con sus correspondientes éxitos accidentales, la hace más vulnerable "parasitable" a las explicaciones pseudocientíficas. Esta es la razón por la cual no hay curso de astrología en las universidades de física, ni de alquimia en las de química, pero si existan, y muchos, de homeopatía o acupuntura en las facultades de medicina. (V, J, Sanz).*

Como vemos, y leemos la crítica de V.J.Sanz es contundente, y muy inteligente, sin embargo, no tiene nada de razón, pues se equivoca en lo esencial. El error que comete es un error básico, que tanto él como muchos acupuntores cometen. A saber, en el [1] ciencia básica. Aquí está mi argumento en contra del trabajo de V.J. Sanz, que por otra parte es interesantísimo, y nos ha servido para apuntalar y dejar claro de una vez cual es nuestra ciencia, y sobre todo nuestra ciencia básica.

Si como dice nuestro crítico, la acupuntura es sostenida por ese error en la "materia", no en la "forma", y de ahí que se den esos "accidentales" *miles* de curaciones, no será, ¿por qué desde el principio está todo mal planteado? A la Medicina China nunca le interesaron los puntos [1] y [2], sobre todo desde la antigüedad, ha sido una técnica basada en la evidencia, sin embargo, hoy en día para algunos esto no sirve.

En los últimos años muchos colegas acupuntores han tenido que recurrir a intentar hacer ciencia con la acupuntura, para este fin se ha intentado llevar a la acupuntura al modelo de la ciencia, pero, y aquí ésta el asunto a ¿qué ciencia? Si él [1] es ciencia básica, ¿a qué ciencia básica nos referimos? Pues aquí está el error.

Capítulo III. Ciencia básica.

La ciencia básica no se apresura, solo observa e interpreta, por ejemplo el universo (lo que hicieron los egipcios y los chinos durante miles de años), de qué están hechas las manzanas, pero también en qué consiste el átomo, ¿qué es el Cosmos?, ¿qué es cuerpo humano?, ¿qué es la vida?, ¿la inteligencia, la sociedad, el lenguaje, el arte, la religión, la comunicación social y la cultura, la atmósfera, la música, las rocas o los volcanes, las matemáticas, la cibernética, la historia?, etc. Mediante hipótesis que, en términos generales, se prueban o falsean en la comparación de la teoría reinante o paradigma -lo que los científicos u observadores detectan- con los acontecimientos que pasan a diario. En la ciencia básica usualmente no se obtiene ningún resultado inmediatamente aplicable a la industria (al servicio de la cual se orienta la ciencia aplicada [2]) o de beneficio siquiera predecible para la sociedad proveniente de los campos de la ciencia pura a corto plazo; pero es la ciencia pura o básica, mucho más que la ciencia aplicada, la que rinde frutos de incuestionable valor, y de un significado tal, que casi podemos asegurar que los adelantos más importantes de nuestra civilización provienen de los descubrimientos realizados a través de la investigación en ciencia básica. Y aquí viene, el error. La ciencia "básica" de la cual se sustenta la medicina es la basada en el paradigma Newtoniano-cartesiano, del cual hablaremos más adelante, a partir de estas; normas, postulados, leyes, han progresado en la lógica aristotélica del; si… y si… entonces… [1.2.3], que muy bien usan los críticos para hacernos ver que, los acupuntores y por consiguiente los Psiconeuroacupuntores somos unos charlatanes, embusteros, y que toda una civilización, "la china" es poco más que una ignorante.

<<*No en vano es una pseudociencia más antigua del mundo, en la que todo un pueblo o, mejor aún, toda una civilización, la china, ha volcado durante siglos la totalidad de su experiencia médica y filosófica*>>.

<<*Lamentablemente el pueblo chino, por motivos culturales sigue practicando la acupuntura, convencido de su eficacia y valor*>>. V.J. Sanz

Y si a los críticos les explicáramos que tiene razón, en su crítica. Reconozco públicamente que el planteamiento de Sanz es correcto, y reconozco públicamente que muchos de mis colegas han errado en su intención de posicionar la acupuntura a la altura del modelo "Newtoniano-Cartesiano" (explicaremos más adelante), en cambio, no han errado en la "forma" es decir en usar la lógica del [1.2.3] que muy astutamente nos ha subrayado y hecho comprender que aun usando esa lógica, parasitamos en el sistema gracias a lo de; Puedes ser que la forma sea buena y la materia falsa, produciéndose una conclusión: "Verdadera". Siendo la acupuntura la mejor demostración de este *magnánimo error.*

Sin embargo, y aquí es donde quiero llegar, cuando analizamos la ciencia básica en occidente siempre ha estado reinada por el materialismo y el fisicalismo Newtoniano, y de ahí surge la medicina científica, de los escépticos. Pero ¿Por qué la medicina china tiene que nacer de esta ciencia básica?, acaso existe otra. ¿Usted qué cree?, es posible que el error haya sido el confundir las peras con las manzanas, pues sí.

La ciencia básica que sustenta la medicina es la física de Newton, en cambio, **la ciencia básica que sustenta la medicina china, ¡no! es esa**. El error está justo en este punto. Hemos intentado encajar la medicina china en la física Newtoniana generando miles de errores y hasta incluso generado ideas ilógicas, eso sí, ilógicas bajo el paradigma Newtoniano. Tenemos que saber que ya desde principios del siglo pasado ha surgido una nueva ciencia básica, una ciencia basada en otras ideas, leyes y postulados, que tan ciencia es la una como la otra. La ciencia de la probabilidad, de la incertidumbre, es decir, de la mecánica cuántica[9] y con ella el modelo estándar de la física.

Debemos de saber que la Teoría de la Relatividad[10], ha eliminado la ilusión Newtoniana del espacio y tiempo absoluto, la mecánica cuántica, ha terminado con la posibilidad de poder desarrollar un proceso de medición controlable, y la Teoría del Caos, ha borrado la fantasía de Laplace sobre las predicciones determinísticas. Como proclama la filosofía china: *el universo es una red de interconexiones, en la cual se trasfiere información y se puede asimilar a un holograma.*

<u>Ahora más que nunca tenemos que rediseñar nuestra ciencia básica al amparo de la nueva física.</u> Es por ello por lo que en esta colección de trabajos que iniciamos en el primer manual que usted tiene entre manos su labor será esa.

3.1 La nueva ciencia básica en la que se sustenta la Psiconeuroacupuntura y la Acupuntura Científica.

De una visión nueva como la presentada, se sustenta un conocimiento fenomenológico antiguo, que ahora su saber más que nunca se ve reforzado por esta nueva ciencia, que nos proporciona soporte y rigor.

Tenemos que ver pues la masa, la fuerza, el espacio, el tiempo y el orden de una forma diferente, y de esa forma, extraer explicaciones también diferentes. Si volvemos al principio, los críticos tienen razón, solo que ahora tenemos que **redefinir, toda nuestra ciencia básica** (señalo la ciencia básica, pues la aplicada funciona estadísticamente) y entrelazarla con la nueva física y el modelo estándar, y desde allí generar toda nuestra ciencia aplicada y posteriormente la terapéutica, aunque esta última la MOR ya lleva miles de años aplicando. Esa es nuestra ventaja con respecto a otras terapias que están emergiendo en la actualidad, a saber: llevamos miles de años de experiencia y progreso, eso no lo olviden. Siempre fuimos filósofos sistémicos a lo taoísta pero sistémicos...

A la cultura Oriental con respecto a la acupuntura, le podríamos decir; - vaya!! Empezasteis la casa por el tejado, ellos seguramente nos contestarían, ¿y? Pero ese "y" ahora se puede responder con, -empezamos por donde teníamos que empezar, ayudando a las personas, que luego ya nos encargaremos de crear esa ciencia básica, que seguro que siglos después, alguien nos ayudara.
Ese "alguien" han sido entre otros; **John Bardeen, David Bohm, Niels Bohr, Walter Houser Brattain, Louis-Victor de Broglie, Paul Davies, Enrico Fermi, Richard Feynman, James Franck, Gerald Guralnik, Werner Hisenberg Gustav, Hertz John Moffat, Wolfgang Ernst Pauli, Max Planck, Erwin**

Schrödinger, **Arnold Sommerfeld Guifré**, **Vidal Pieter Zeeman**, **Anton Zeilinger**, **John Michael Ziman**, Whilem Reich, ah! se me olvidaba Einsten y un largo Etc…

Es pues, mi intención entre muchas otras en este trabajo, demostrar que la Acupuntura es científica, y con ello, la medicina china y mi especialidad la PNA. El capítulo siguiente voy a exponer las bases conceptuales de nuestra ciencia básica, que se sustentan con la filosofía sistémica.

También quiero denunciar que muchos colegas dicen que su forma de hacer o enseñar la medicina china es científica, llenando así sus bocas, y no se preocupan en decirnos en que se basan para decir esto. Solo lo dicen, y como mucho, recurren a experimentos realizados por acupuntores que cualquier escéptico enseguida ve como errados por multitud de defectos en el control de sus variables. Tenemos que ser sinceros, hay que empezar a posicionarnos y reivindicarnos. Y como dice el famoso físico, Roger Penrose.

<<*Podría suceder que para acomodar el misterio de la mente (o aquello que por su naturaleza sea una interacción), necesitáramos una ampliación de lo que actualmente llamamos ciencia, pero no veo razón para hacer ninguna ruptura clara con los métodos que nos han servido tan extraordinariamente bien*>>[11]

Capítulo IV. Acupuntura Científica.

Son muchos los modelos que intentan explicar la acción de la acupuntura, a lo largo de los últimos años se han ido desarrollando multitud de investigaciones en todos los campos de la ciencia, con el fin último de dar bases teóricas a la Medicina Oriental (MOR), creo que el resumen de lo que a continuación voy a exponer nos convencerá del estatus de la MOR a nivel teórico.

Me he dado cuenta de que cada década tiene una moda, en los noventa se destaco el estudio del genoma humano, en la primera década del 2000 las neurociencias y el funcionamiento del cerebro han sido los protagonistas, creo que la segunda década del 2000 es la década de la nueva física y las aportaciones que esta puede aportar y revolucionar a las demás ciencias como, la biología, la medicina, la psicología etc… Por ello, tenemos que estar muy atentos a sus descubrimientos que son sin duda el sustento al nuevo paradigma de la salud integral.

A continuación, voy a explicar las bases en las cuales se sustenta la acupuntura científica, pues es importante presentarlas en este libro, en los próximos los iremos desarrollando extendidamente.

4.1 La ciencia de la Psiconeuroinmunoendocrinología[12].

En 1973 Robert **Ader** demostró que la actividad mental podía de algún modo afectar al sistema inmunológico, decir que mucho antes que él otros ya lo dijeron, sin embargo, fue el mismo Adler quien **acuño el termino:**

Psiconeuroinmunoendocrinología. (PNIE)

Con su trabajo publicado en Psychocomatic Medicine en el 1975 con el titulo: *Behaviorally conditioned immunosupression*. En sus conclusiones escribieron:

<<*estos resultados demuestran que pueden existir una relación intima y virtualmente inexplorada entre el sistema nervioso central y los procesos inmunológicos.*>>

R.Ader, N.Cohen

Una de las ideas centrales de la PNIE es que las moléculas sean estos neurotransmisores, citoquinas u hormonas... Son **moléculas de información.** Entra aquí un concepto importante, la información y con ella la cibernética. De algún modo la vida es información, y nuestro sistema inmunológico al igual que el endocrino y nervioso se comunican, a través de moléculas, la acupuntura sin la menor duda interviene en los patrones de información biológicos.

A continuación, voy a presentar las bases teóricas en las cuales se sustenta esta ciencia[13] y como la acupuntura científica encuentra sus puntos de unión.

4.2 La Cibernética, redes y ejes.

La cibernética nacía con Wiener[14] y Rosenblueth, estos científicos trabajaban en campos muy diferentes, encontraron una red conceptual común útil para la comprensión de los problemas de los diferentes campos con los que trabajaban. Sus trabajos inspiraron muchos otros ramos del saber, y a nosotros nos dan explicaciones más precisas a lo que hacemos, es por ello por lo que deberemos profundizar en estos mecanismos. **En cierto sentido la cibernética es la explicación a la teoría del wuxing, cinco elementos.**

Wiener estaba construyendo máquinas que tuvieran un propósito y objetivo, y que operaran de tal modo que pudieran corregir su propio funcionamiento, para poder mantener y cumplir ese objetivo. Estas **máquinas** deberían de poseer sin duda capacidad **"autorreguladoras"**. No quiero que el lector piense que comparo al ser humano con una maquina, sin embargo, sí que hay mucho de funcionamiento cibernético

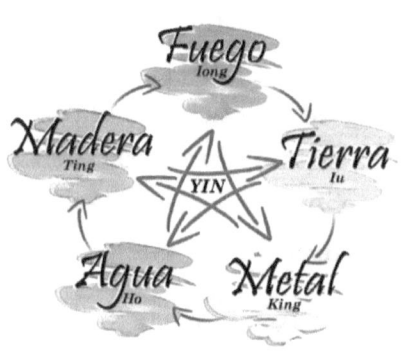

en toda su naturaleza, es por ello, que estas leyes aplicables a estas máquinas son propias de las *leyes de la naturaleza*. Wiener estaba descubriendo sin saberlo las leyes del Wuxing y aplicando las a las supuestas máquinas teóricas.

Wiener encontró que en toda máquina hay tres puntos importantes, que deben de conocerse: **la "entrada" y la "salida",** o polo receptor y polo efector, debía de haber un **sensor que informase** a la máquina del estado de los efectores o salida, y un elemento que comparara dicho estado con un estado ideal o meta (meta-propósito).

<<*La posibilidad de operar esa comparación entre la información provista por el sensor y la meta prevista implicaba un enlace circular de los elementos de la máquina y su retroalimentación con datos provenientes de su polo efector*>>.[15]

Los trabajos de Wiener fueron y son fabulosos en el mundo de la ingeniería, sin embargo, son aún más significativos en el mundo de la biología pues en realidad nos explican cómo pueden funcionar los sistemas vivos, de algún modo estaban describiendo los mecanismos de feedback.

En la medicina china se ordenan los órganos y los puntos de acupuntura siguiendo una lógica cibernética, seguro que usted conoce la grafica de los cinco elementos.

La tradición llama a cada elemento o fase con una propiedad de la naturaleza, piense que esta teoría es anterior a las teorías griegas, pero vemos como de algún modo influenciaron al pensamiento griego. En cada elemento o fase se clasifica cualquier cosa y fenómeno de la naturaleza.

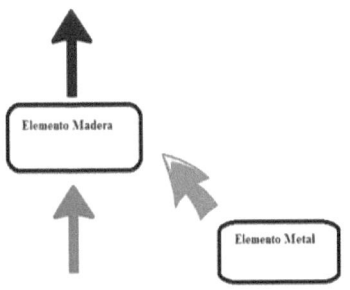

A continuación, vamos a tomar solo un segmento de este dibujo. En él podemos observar las descripciones de Wiener.

Si cogemos un elemento al azar por ejemplo en este caso la madera, veremos cómo tiene una entrada, (receptor), una salida (efector), y un sensor, en este caso el metal, ya que este está informado de los efectos por mecanismos propios de esta red.

Los cibernetistas generaron un sinfín de teorías cuando agregaron la circundalidad a sus teorías. Lo propio de la teoría del Wuxing.

A la física tradicional se le sumaba ahora más que nunca una nueva forma de entender la naturaleza, **la circundalidad y las relaciones cruzadas.** Aristóteles afirmaba que la causa eficiente actuaba desde el pasado. Cuando Metal esta causalmente enlazado con agua, agua con madera, madera con fuego, fuego con tierra y tierra con metal y este nuevamente con agua, se manifiestan dos causalidades. A) por una parte podemos coger tramos de esta circundalidad y verlos linealmente: Madera-fuego-tierra, viendo el pasado y el futuro linealmente generándose las unas tras las otras. Pero al mismo tiempo, en su operar en conjunto, al cerrarse sobre sí mismas, generan un nivel de autonomía con respecto al entorno expresado en el hecho de que el sistema total muestra un propósito en el futuro, que actúan **como endocausalidad** en un nivel diferente al de las causas anteriores.

El wuxing sin lugar a duda es un sistema aún más complejo que las máquinas utilizadas en inteligencia artificial, pues no sólo es circular, sino que lleva otra red que actúa como "sensor" el ciclo KO. (En el dibujo anterior la estrella interna).

Cuando esta red es estimulada desde el exterior, por un marcador somático (punto de acupuntura) en un punto determinado, o es perturbada por un factor patógeno como puede ser el viento-frío, lo que pasa no dependerá solamente de su acción entre por ejemplo madera-fuego, o tierra-metal etc... si no que también dependerá de lo que todo sistema tiene como propósito: **Teoría general de sistemas. Teoría del caos. Paradigma de la complejidad** etc... Que son los puntos que trataremos a continuación, lo cual actúa como una causalidad desde adentro, todo estará influyendo el sistema. Es importante todo lo que esto implica, pues al enlazar circularmente los componentes del sistema y generar esa dimensión teleológica (de causalidad final de propósito) hemos dado un salto gigante y fundamental desde un campo de explicaciones donde reinaba la materia y la energía (entendiendo esta desde el modelo Newtoniano, no oriental) a otro campo de explicaciones donde aparece la noción de: **Información.** Es aquí donde sin duda más debemos de meditar, pues la información no es materia ni energía, es una interacción que emergiendo de ellos se distancia retroalimentándolos absorbiendo orden. Debemos de saber que en PNIE a las biomoléculas las llaman moléculas de información.

<<*Algo que no sucede desde el punto de vista material y energético, puede ser un evento desde el punto de vista de la información. Esa es la distancia que va de la física a la cibernética*>> Batenson.

Es increíble, pero **cuando se conocen las leyes del wuxing se conoce la historia del sistema, es decir: del sujeto.**

En el wuxing hay dos redes, la circular **llamada ciclo sheng de generación** y el **ciclo Ko de control**. Sobre el sheng hemos estado hablando en estas líneas: madera-fuego-tierra-metal-agua y otra vez madera cerrando así el circulo sheng de generación. Sin embargo, existe otro el Ko de control, que va de madera-tierra-agua-fuego-metal-madera y vuelta a empezar. La noción de control suma complejidad la noción de regulación. Fijar rumbos a un sistema no es imponer un camino directo y predecible, sino generar ciertas restricciones que, por cambios variables e impredecibles, reestructuran constantemente el wuxing. **Regular es generar niveles de meta-estabilidad más allá de, y producto de, un cambio constante en otros niveles de funcionamiento del sistema.**

La Acupuntura científica gracias a la teoría del WUXING aporta un medio biológico de regulación de los sistemas PNIE.
Este es sin duda uno de los mayores aportes de mi trabajo a este modelo de integración.

Se que al lector esto le puede resultar complejo, no es menos complejo entender las redes de comunicación de estas moléculas en la realidad. Me explico, si usted estudia la prolactina y su relación con la hormona del crecimiento y está con su relación con la FSH y con la LH, y sus proteínas de activación, pronto advierte que es un sistema muy complejo, **necesitaremos un sistema sencillo que nos agilice la forma de actuar sobre tan compleja red, este sistema es sin duda la teoría del wuxing.** Lo que le estoy diciendo justo aquí es que gracias a la metáfora del wuxing conseguimos tener una herramienta de regulación del sistema cibernético, es decir: de los sistemas de información, a saber: Psico-neuro-inmu-endocrino.

Es pues necesario como el lector puede estar viendo que un próximo manual de Acupuntura científica será enteramente sobre cibernética.

4.3 Paradigma de la complejidad.

Ya la Gestalt nos señala que la totalidad es más que la suma de sus partes. El ser humano es un sistema complejo. **Edgar Morín** (1994) desarrollo la teoría de la complejidad. **Todos los sistemas abiertos, se encuentran en plena comunicación, generando una gran red.** Otros teóricos nos hablan de las redes de comunicación como la teoría de sistemas abiertos. **La Acupuntura es un sistema complejo y abierto** a través de mecanismos de ajuste, de ello dan cuanta la teoría del wuxing y el apoyo del yinyang. Señalar para no dar a confusión que en el apartado anterior señalábamos sistemas cerrados, pero cerrado entendiendo a la totalidad, una macro red, es decir una sola red de sistemas interconectados.

No hay mejor teoría de redes que la que expone de forma magistral la teoría del wuxing, una red que se retroalimenta positivamente ciclo Sheng y negativamente ciclo Ko, a través de mecanismos de adaptación alostáticos yinyang, como hemos descrito en el punto anterior. Señalar que los teóricos de la complejidad no se conforman con el ámbito que les proporciona su especialidad científica concreta, todos de algún modo han necesitado bucear en otras especialidades científicas, el físico en la biología, el cuántico en la cibernética, en fin me gustaría pues dejar claro esto, ya que muchas veces a mi persona se la critico por hablar de física sin ser físico o de medicina sin ser médico, quizás sea por temas de egos, pero no encuentro otro modo de ser teórico complejo si no es de este modo.

Es por ello por lo que los teóricos de la complejidad no pueden considerarse académicos en el sentido habitual de la palabra, otra característica de lo complejo es que motiva a huir de lo reduccionista **o molecular**, que como sabemos es la savia de la ciencia Newtoniana más corrosiva.

La complejidad hace referencia a la relación de varios elementos entre si, se estudian tres configuraciones:
- *Elementos.*
- *Relaciones.*
- *Totalidad.*

Sin la menor duda, la complejidad va en dirección contraria al positivismo, que descansa en el universo de los objetos, con la pretensión de estar liberados de todo juicio de valor, es decir, podemos entender que la ciencia positiva llama conocer al conocimiento de lo externo, es aquí conde Morín ataca con su: *el sujeto es rechazado, como perturbación o ruido, precisamente porque es indescriptible según los criterios del subjetivismo. El sujeto se torna fantasma del universo.*

4.4 Teoría general de sistemas.

Cada nivel de sistema complejo genera unos fenómenos propios de ese nivel, que pueden construir de forma emergente más sistemas, con sus fenómenos propios, que si bien proceden de estos no se integran con ellos más que en su emergencia. Nuestro sistema bioenergético responde a esta teoría tan bien como la PNIE, desde manifestaciones más burdas del Qi hasta el propio Shen. Es Von Bertalanffy (1987) quien expone magistralmente esta teoría que sin lugar a duda desarrollan en biología magistralmente los Chilenos Maturana y Varela en su famoso libro de hombres y máquinas.

Quiero señalar algo importante y esto es que la teoría general de sistemas aporta, y es el concepto de: **equifinalidad y multifinalidad.**

- Equifinalidad: Se puede llegar al mismo fin partiendo de situaciones diferentes, esto explica por que dos acupuntores pueden llegar al equilibrio del sistema cibernético del sujeto partiendo de marcadores somáticos[2] diferentes.

- Multifinalidad: llegar a situaciones diferentes partiendo del mismo punto, esto explica por que el ser humano es complejo y nunca un mismo estímulo patógeno deberá de causar lo mismo en todos los sujetos.

La Multifinalidad la podemos relacionar con la epigenética, hoy sabemos que una persona puede portar una predisposición a cierta enfermedad pero que serán los factores externos quien la activen o no en parte. Los factores bio-psíquicos actúan como potentes factores epigenéticos.

La PNA tiene un modelo de entender estos factores precipitantes, para ello disponemos de la teoría de los reinos del sufrimiento humano y las cinco pasiones. Es un modelo psicodinámico que nos desentraña la mecánica inconsciente del sufrimiento. La fuente del estrés-yang a veces esta muy tergiversada en nuestras profundidades más inconscientes.

---

[2] Uso el termino marcador somático en sustitución de punto de acupuntura, el motivo es por que refleja mejor mi teoría.

4.5 Teoría del caos y los sistemas dinámicos.

Posiblemente una de las teorías más complejas de entender, su autor es sin duda uno de los genios de este siglo, Ilya Prigogine. (2004), a colofón de lo anterior esta teoría sostiene que los sistemas abiertos tienen un comportamiento impredecible, pues están sujetos a leyes no deterministas. A las fluctuaciones del Qi en su red de meridianos.

F.Capra[16] señala que cualquier estímulo en un sistema abierto ocasionara perturbaciones que llevaran al sistema a un nuevo punto de equilibrio dinámico. La impredictibilidad no permite pues tener certezas pronosticas. Esto se asocia con la Multifinalidad. Y encaja a la perfección con los fenómenos que se observan en la clínica de acupuntura, donde cada paciente responderá a un tratamiento según sus fluctuaciones.

Es importante esta teoría pues apoya la idea que sostenemos por la cual la enfermedad no existe, sino que es más bien un ajuste, es decir los síntomas son puntos de equilibrio en este sistema dinámico. Este punto es de vital importancia, sobre todo en patologías como las oncológicas, donde se sentencia al sujeto a una profecía sugestiva. Tenemos constancia gracias a las autopsias realizadas a sujetos que fallecen por accidentes de tráfico que estos presentaban tumores, estos sujetos eran personas sanas o se les consideraba "sanas" (Silverberg, 1984. Masser, 2005)[17,18]. Esto nos hace que pensar un poco, pues podríamos pensar que hay personas que tienen un tumor y este se reabsorbe cuando su sistema se equilibra. Según los trabajos de Zahl[19] en el 2008 y 2010[20] así lo evidencia.

Esto quiere decir que vivimos con pequeños tumores que nuestro sistema inmune puede reabsorber sin darnos cuenta (Nasi 2017)[21]. En este punto me gustaría señalar algo que esta teoría predice y se ajusta mucho a las ideas de W.Reich[22], según este autor la vida es una pulsión de orgón que fluye de forma oscilante, lo mismo que la teoría del yinyang. Esta pulsión se manifiesta en sistemas abiertos como son los organismos vivos, si este sistema tiende a cerrarse el organismo deja de realizar intercambios con el medio ambiente y en consecuencia su deriva será a la desvitalización. La deriva implicará perdida de la pulsión del QI, que este podrá colapsarse formando tumores. Por otro lado, si el sistema intercambia sustancias con su entorno tendera a vitalizarse. (Capra 2000 y Dobourdieu 2014)[23,24]. En la teoría oriental podemos entender estos fenómenos al amparo de la idea del bloqueo de Qi. Sabemos que este debe de fluir armoniosamente por los canales *formado una onda*[3], esta onda responde a la ley de carga y descarga, (Moltó 2018)[25] si el sistema se cierra este se bloquea y la onda colapsa siendo este un mecanismo que conduce al desorden del sistema, y a una ordenación sintomática del mismo. Esa ordenación sintomática del mismo no es más que el principio de alostasis.

4.6 Teoría del estrés y los mecanismos alostáticos[26].

Esta teoría por lo importante de su contenido, la retomaremos en un manual entero, no obstante, en este punto voy a ir dibujando y perfilando nuestras ideas centrales en las

---

[3] En realidad, lo que fluye es la onda, no el Qi, la metáfora del rio ha creado este error de concepción.

que se sustenta este trabajo. Sabemos que nuestro sistema tiene al ajuste a través del principio del yinyang, esta teoría se asocia magistralmente a lo que se conoce en biología como *homeostasis*. Todo nuestro organismo responde a mecanismos homeostáticos.

Fue el fisiólogo Claude Bernard en el año 1857 quien señalo que organismo de algún modo tiene al equilibrio, siendo su discípulo Walter Cannon en 1927 quien acuño a este fenómeno como homeostasis. Sin embargo, haciendo acopio de estas ideas el famosos fisiólogo Hans Seley desarrollo las ideas centrales del estrés que hoy han abierto una nueva disciplina dentro de la psicosomática. H. Seley en 1976 desarrollo la teoría del síndrome general de adaptación, idea que colocaba al "estrés" en el punto de mira de la psicopatología. Según sus opiniones este síndrome se manifestaba siguiendo un orden: Un primer momento de respuesta aguda, un segundo momento de adaptación y un tercer momento o fase de desgaste. Esto se como hemos señalado se denomino: Síndrome general de adaptación. Fase de alarma, resistencia y agotamiento. Siendo en la actualidad los trabajos de Lazarus (2000) la continuación de estas doctrinas. Podemos decir que la respuesta del estrés se manifiesta tanto ante estímulos positivos como negativos. Seley llamo a los estímulos positivos eustrés y a los negativos distrés.

La teoría del estrés y su concepto homeostático se ha enriquecido actualmente gracias a los trabajos de Sterling[27] y Eyer 1988 y McEwen[28] 1999. Estos autores desarrollaron el concepto de Alostasis.

4.6.1 Alostasis

La Alostasis seria la capacidad que tiene nuestro organismo para recuperar la hemodinámica, a estos mecanismos que se ponen en acción para conseguir este fenómeno se denominan alostáticos. Sin embargo, el abuso de estos mecanismos podrá generar lo que se denominan *cargas alostáticas.* En las teorías de estos autores podríamos decir que la carga alostática se relaciona con la fase de agotamiento de Seley. Y en Medicina Oriental corresponderían a los patrones Xu. No obstante, hay que señalar que las teorías de Seley hoy están ampliamente mejoradas.

El mecanismo de la Alostasis me es útil para implantarlo a nuestro pensamiento, pues es ligeramente diferente al concepto de homeostasis. Como hemos mencionado Hans Selye fue el científico[29] que acuño termino síndrome general de adaptación. Describió tres etapas fundamentales de este síndrome:

A) reacción de Alarma,
B) resistencia, y
C) agotamiento.

En Psiconeuroacupuntura entendemos que:

En A) hay una activación de yang general que normalmente se expresa *en Hígado, Corazón y Pulmón*, para mantener el qi activado y preparado para la lucha o huida. (Alarma) B) si esta lucha o huida no se manifiesta, o se cronifica en el tiempo el organismo se mantendrá en un estado *yangnificado*. El cuerpo tiene la capacidad de mantenerse en este estado, el sistema se adaptará a esta nueva situación, manteniendo la resistencia, sin embargo, llegara un momento donde se manifestará el punto (Adaptación, resistencia, carga alostática) C) cuando el sujeto ya no pueda sostener estas adaptaciones, entrará en Xu (deficiencia, Xu, fase de agotamiento). En todo este proceso es donde los sistemas PNIE se adaptan generando las perturbaciones de perdida de equilibrio. Sin embargo, me gustaría decir que estas perturbaciones en realidad son adaptaciones que de algún modo mantienen un equilibrio, es por ello por lo que a mí me gusta decir más bien: *Equilibrio adaptativo al estrés*. (Acupuntura científica basada en la PNIE. Editorial Letreame, PNA. 2018).

El equilibrio adaptativo al estrés se expresa a través de síntomas y signos, que de ningún modo debemos de confundir con enfermedades.

Estos son los puntos cruciales que sustentan nuestra **teoría sistémica**, como el lector habrá comprendido, los manuales de Acupuntura Científica tienen un gran recorrido. Ahora voy a ir presentando los estudios que más nos apoyan. La mayoría de los estudios actuales se basan en mecanismos celulares y biocelulares propiamente dichos, estos se comprenden aún de forma insuficiente (J.Gebel)[30], pero son un camino muy interesante a seguir. Tenemos evidencias contrastadas sobre la acción de la acupuntura sobre: mecanismos neuroquímicos, efectos en segmentos medulares, Acciones sobre regulación del sistema nervioso vegetativo, estimulación de la autorregulación, efectos locales o acción humoral de la inserción de los puntos de acupuntura[31], así como las posibles influencias que puede tener esta sobre la acción cerebral [32,33,34], etc… Vamos a ir presentándolos a continuación.

Capítulo V. A nivel Bioquímico y molecular (epigenética).

Una de las preguntas que nos podemos hacer es ¿la acupuntura puede generar efectos sobre la bioquímica interna del cuerpo? Sabemos que la expresividad de los genes viene determinada muchas veces por sustancias que los activan. Las hormonas denominadas en este caso: "**factores de trascripción**", las moléculas llamadas hormonas actúan de algún modo activando la expresividad de determinados genes. Pues bien, como sabemos la acupuntura puede tener una acción directa en la regulación hormonal, y está al final determina la acción genética, actuando pues como un factor epigenético sobre las histonas (Moltó. 2014).

Para demostrar estas teorías el departamento de Neurociencias y PNIE del Instituto llevó a cabo el desarrollo de la investigación y el planteamiento experimental para demostrar que la acupuntura/homeopatía [nota 1][4] actuaban

---

[4] En el congreso mencionado se presento con organopreparados.

como **factor epigenético** a la hora de aumentar la memoria espacial en ratones, presentando mi planteamiento en el *"50º Congreso de Inteligencia Artificial"*. En este congreso planteaba de forma experimental la demostración de esta acción de la acupuntura sobre la materia cerebral, a través de la modificación del parénquima cerebral relacionada con la memoria espacial[35], si desean pueden bajarse todo el planteamiento experimental en nuestro blog[36] y el acta del congreso en:

https://documat.unirioja.es/servlet/libro?codigo=539290.
Ahí tienen todo el material (en este caso con homeopatía) la versión en acupuntura la tenemos en nuestro instituto).

El postulado es el siguiente: Dado que el éxito para memorizar a largo plazo determinado acontecimiento radica en la capacidad de modificar la estructura de las células del cerebro, consideramos la posibilidad de que cierto punto **39VB** pueda estimular la **plasticidad** de las células neurológicas (espinas dendríticas) y con ello facilitar el registro de experiencias en la memoria y con ello el aprendizaje. Dado que las partes de la corteza cerebral que controlan la atención y la memoria no quedan totalmente mielinizadas hasta la edad adulta temprana, tendremos que considerar la edad de los sujetos del experimento.

Para desarrollar el experimento utilizaremos ratones a los que les punturamos dicho punto. Para evaluar la capacidad de aprendizaje colocaremos en el final de un laberinto un cebo de 1 gramo de azúcar y observaremos el recorrido que realiza el ratón para llegar al final del laberinto. Repetiremos el experimento varias veces controlando el tiempo empleado por el ratón para conseguir su recompensa. El laberinto escogido para el experimento es el de Hampton Court como aparato experimental.

Objetivo del Experimento: Con este experimento *conseguiríamos* demostrar el efecto epigenético de la acupuntura a nivel del proceso cognitivo de la memoria. Contrastar si la capacidad de aprendizaje de los ratones es influenciada por la punción en dicho punto.
Este tipo de experimentación nos puede aportar un nuevo campo de investigación dentro de las neurociencias.

Existen multitud de trabajos que apoyan el efecto de la acupuntura sobre los sistemas de integración: los autores Ma Renhai y Sha Guier, en su estudio sobre el hipovarismo, en sus conclusiones comentan: "La acupuntura y la moxibustión producen un efecto estable en las gonadotropinas de la hipófisis, y constituyen una terapia eficaz para dicha enfermedad. [37.38.39.40].

Sobre todo, uno de los estudios que más apoyan el efecto de la acupuntura y la AC es el llevado a cabo por los autores; Wang Xuerui et al, "Los efectos de la acupuntura en el punto Feng fu 16Du sobre la expresión de los genes del neuropéptido y la colecistoquinina en el cerebro de las ratas". El resultado del experimento demostró que la expresión de los genes CCK aumento inmediatamente después de la inserción de las agujas y durante las siguientes 24 horas se presentó la cima de trascripción de genes. [41.42.43].

Una de las posibles explicaciones del por qué la acupuntura puede producir cambios en los patrones neurofuncionales mantenidos durante el tiempo, la encontramos en el laboratorio, donde se pudo analizar mediante distintos modelos experimentales, la influencia de esta neuroestimulación *(acupuntura)* en la síntesis de ARNm de factores determinantes para la regeneración y modelado de las neuronas, como ser BDNF (Brain Derived Neurotrophic Factor), entre otros, esencial para la Neuroplasticidad[44].

Podría citar cientos de estudios que corroboran la acción de la acupuntura sobre los sistemas de integración (bioquímicos y moleculares). Pueden visitar la base de datos acudoc-pro[45].

Capítulo VI. A nivel de la estimulación cerebral.

Hoy en día *sabemos que la inserción de puntos de acupuntura tiene una acción directa con partes especializadas del cerebro, como está demostrando la tecnología basa en la imagen,* (la resonancia magnética funcional), en un trabajo de los investigadores Z.H. Cho, C.S. Na, E.K. Wang, S.H. Lee, L.K. Hong et al[46]. Podemos ver como utilizando resonancias magnéticas funcionales se puede observar el efecto de la punción sobre el cerebro. En concreto estos investigadores estudiaron los puntos 37VB y 43VB, el primero sabemos que tiene relación con la visión y el segundo con la audición. Se demostró cómo se estimulan por igual las zonas que procesan la visión al presentar un estimulo visual o al punturar el 37VB, lo mismo paso con el 43VB en este caso en un estimulo auditivo. Es decir, cuando punturamos el 37VB la zona del cerebro que procesa la información visual se activa. Esto nos hace pensar que realmente este punto está activando esa zona en concreto, con sus repercusiones neurofisiológicas que eso representa. Estas investigaciones que ya están corroboradas más las que nuestro instituto va desarrollando en la actualidad son nuestro objeto de estudio. Todas estas teorías pueden enlazar muy bien con las demostraciones del Dr. Kim Bong Han, o la teoría más actual de las fascias musculares y su relación con la conexión del organismo más allá del alcance de la teoría neurológica, como demostraremos más adelante.

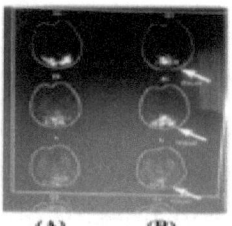

PsicoNeuroAcupuntura
Un Puente de Unión entre Occidente y Oriente

Juan Pablo Moltó Ripoll y Lara Botella Mira
Instituto de PsicoNeuroAcupuntura (España)

7º Congreso Internacional de Psicología Clínica
12º Congreso Nacional de Psicología Clínica

INTRODUCCIÓN

La PsicoNeuroAcupuntura resulta un novedoso enfoque terapéutico. Dentro de esta disciplina se integran las Neurociencias y la Psicología con la Medicina Tradicional China basada en la evidencia.

El nexo entre estas dos culturas la oriental y la occidental, hacen de esta técnica un poderoso instrumento terapéutico.

OBJETIVO

Desarrollar un marco teórico científico que integre estos dos paradigmas, en pro de la ciencia y el desarrollo. A Través del método científico.

MÉTODO

A través de la metodología científica, la PNA plantea diversas vías de investigación en el campo de las Neurociencias y Psicoterapias, bajo el modelo Occidental. Por ejemplo, determinar que puntos de acupuntura activan ciertas zonas del cerebro, para después promover líneas de investigación en Neurociencias.

RMf en la que vemos (A) sujeto que está recibiendo estímulo lumínico, se activan zona occipital, donde se procesa la visión.

Mismo sujeto siendo estimulación con acupuntura en el 37VB, (punto situado a la altura del gemelo), vemos que se activa la misma zona. Esto nos lleva a darnos cuenta que a través de la acupuntura se activan determinadas zonas del cerebro que van más allá de las zonas sensitivas.

(A)   (B)

Gracias a estas evidencias y muchas más los Psiconeuroacupuntores (Psicólogos, Psiquiatras etc.) pueden utilizar la estimulación acupuntural uniéndolas a diferentes psicoterapias avanzadas, que es lo que hace la PNA.

RESULTADOS

Los resultados son una nueva disciplina que converge en un nuevo enfoque, donde hoy más que nunca las culturas están convergiendo en eso que llamamos globalidad.

CONCLUSIONES

Es importante que la Psiconeuroacupuntura esté siendo presentada en el mundo académico. Como está sucediendo en el resto del mundo, como muy recientemente en el XXIX Congreso Argentino de Psiquiatría (2014). En el VII Congreso Argentino de salud Mental (2014) y en diversas universidades.

En el congreso de Psicología de la Salud celebrado en Sevilla (España) en el 2014, la Lic Lara Botella[47] y yo presentamos las evidencias científicas que se podían encontrar con respecto a la acción de la acupuntura y la estimulación cerebral, en este estudio presentamos el trabajo citado en el punto anterior, demostrando que existían otros medios de comunicación que van más allá de los postulados por la biología tradicional, los trabajos de Kim (Capítulo 15) puede arrojar luz de los mecanismos subyacentes que pueden estar detrás de estos fenómenos encontrados. Pues no hay mejor explicación que esta, como sabemos no hay un nervio que conecte el 37VB con las zonas que controlan la visión a nivel superior, es por ello por lo que tiene que existir algún otro sistema, ese sistema yo lo encuentro con las teorías que expondré en el punto citado, además de la teoría fascial. (Capítulo 12)

En estas imágenes podemos ver como la primera columna el sujeto está recibiendo un estímulo luminoso y por lo tanto están activándose las zonas que procesa la visión, y en la columna segunda, está con los ojos cerrados y está siendo acupunturado en el 37VB, punto que según la tradición actúa sobre la visión. Es evidente que el modelo nervioso no puede explicarnos que está sucediendo. Sin lugar a duda este párrafo es importantísimo creo firmemente que podremos avanzar mucho en este sentido en el mundo de la acupuntura científica. Ahora sigamos por otros campos.

EXISTE UN METAANÁLISIS LLEVADO A CABO POR EL DR. WENJING HUANG, Y SU EQUIPO TITULADO: CHARACTERIZING ACUPUNCTURE STIMULI USING BRAIN IMAGING WITH FMRI - A SYSTEMATIC REVIEW AND META-ANALYSIS OF THE LITERATURE.

Sus conclusiones en este sentido son muy interesantes pues: La respuesta del cerebro a los estímulos basados en acupuntura abarca una amplia red de regiones compatibles no solo con el procesamiento somatosensorial, sino también con el afectivo y cognitivo. Si bien los resultados fueron heterogéneos, desde una perspectiva descriptiva, la mayoría de los estudios sugieren que la acupuntura puede modular la actividad dentro de áreas específicas del cerebro, y la evidencia basada en los metaanálisis confirmó algunos de estos resultados. Se necesitan más estudios de alta calidad con una metodología más transparente para mejorar la coherencia entre los diferentes estudios.

Capítulo VII. A nivel Oncológico.

En Psiconeuroacupuntura dedicamos mucho tiempo investigación en los temas relacionados con la oncología, de hecho, tenemos trabajos que se dedica a este fin, para generar material de divulgación y estudio [48,49]. Creemos que la Medicina China y la PNA puede ser un buen complemento en los tratamientos Oncológicos, tanto a nivel de control de efecto secundarios como en el apoyo complementario del manejo del tumor. No digo con esto que nosotros curamos el cáncer, no me mal entiendan, siempre bajo tratamiento oncológico.

El proceso oncológico sin duda es muy complejo, podemos decir que hay tantos tipos de cáncer como familias de células en el cuerpo, ahora bien, creo firmemente que la acupuntura debería de estar en la primera línea de tratamiento paliativo en los pacientes oncológicos, pues negar esta herramienta por prejuicios médicos y egos es lamentable. No estoy en contra de los tratamientos ortodoxos, sin embargo, creo que solo apuntar al tumor es un error. La acupuntura tiene evidencia sobrada sobre la respuesta inmunológica, y debemos de saber que al fin y al cabo el cáncer de algún modo es una batalla perdida por nuestras células inmunológicas. Pero, hoy por hoy sabemos que la acupuntura puede aumentar la respuesta inmune, si eso es así, ¿por qué no se esta implementando en todos los hospitales?

Por ejemplo, en un estudio sobre los efectos terapéuticos y mecanismos de tratamiento de la acupuntura y moxibustión en Leucopenia causada por la Quimioterapia en pacientes de cáncer (Lu Mei[50]). A través del método de autocontrol observaron los cambios de los índices del recuento de leucocitos de la sangre periférica, el mielograma y la tasa de formación colonial de suero en pacientes de cáncer antes y después del tratamiento. Este método comprobó el efecto terapéutico del aumento de leucocitos obtenido por el efecto de la acupuntura y moxibustión. Este trabajo demuestra que el efecto principal se debe al aumento de la actividad y contenido de la regulación del factor humoral, la promoción de la proliferación de células del tallo, hematopoyética de medula ósea, por consiguiente, se aumenta la formación colonial de leucocitos. Algo que también se ha experimentado con animales[51].

Quiero exponer que grandes revistas de investigación como la Journal Clinical Oncology ha publicado varios artículos apoyado la acción de la Acupuntura.

Más de 15 años de tratamientos dedicados a complementar los tratamientos de Oncología nos han demostrado que la acupuntura puede sumar muchos en este campo, Dr. Qiu Bao Guo[52]. Tanto la Radioterapia como la Quimioterapia son tratamientos modernos y muchas veces esenciales para el tratamiento de tumores malignos. Pero al mismo tiempo

ambos provocan multitud de reacciones adversas, que hasta cierto punto pueden empeorar la situación de una forma comprometida (Moltó, 2008. R. Hammer 1995. Qiu Bao 2008).
El Dr Qiu lleva más de 50 años combinando el enfoque de la medicina china junto con el de la medicina Occidental, con resultados excelentes. Nosotros igual que el Dr Qiu llevamos varios años trabajando con este enfoque, sin embargo, añadimos el poder de la psicoterapia, es decir la intervención de la acupuntura a la vez que la terapia verbal.

En este caso la PNA lo que hace con el paciente oncológico es abordar su parte psicológica para modular el estrés crónico por la propia enfermedad y/o por los antecedentes traumáticos o emocionales que le hayan podido llevar a la misma enfermedad.

En resumen, se quiera o no, la acupuntura es una herramienta que debería de estar en todas las salas de oncología por:

a) Mejora la respuesta inmune, y
b) Modula el estrés

Las conclusiones del Dr.Qiu son de este riguroso estudio fueron: La acupuntura por sí sola representa una buena forma de acceso físico al paciente que en muchos casos debe completarse con métodos psicoterapéuticos, es ahí donde entra la PNA.

Ahora bien, una de las cosas que me han llamado la atención es que casi todos los estudios de oncología son enfocados o están dirigidos a los efectos secundarios y cómo la acupuntura

puede intervenir en ellos. Me planteo, entonces… y sobre la propia enfermedad, ¿que encontramos? Poco, muy poco.
Siguiendo con la idea, central creo que la aportación más importante que la acupuntura puede aportar a la oncología se centra en la respuesta inmune.

7.1 Acupuntura, oncología y sistema inmune.

Miriam Agueró de la Asociación Oncológica Integrativa me mandó un enlace con el siguiente artículo: El Sistema Inmune exhibe sus armas contra el cáncer. Dice textualmente: «El último gran reto de la oncología consiste en lograr que el propio Sistema Inmune (estimulado por fármacos) lleve la iniciativa en la lucha contra el cáncer y combata la enfermedad. La acupuntura de alguna forma puede estimular este sistema dependiente del endocrino y psíquico en un nuevo campo en esta área tan compleja.

Quiero señalar que la prestigiosa revista Nature presenta cinco artículos sobre los últimos avances en inmunoterapia del cáncer, algo poco usual en una publicación tan selectiva en la que entran en competencia artículos no solo del ámbito de la medicina, sino de todas las disciplinas científicas. "Desde luego, no es nada común este despliegue, no recuerdo nada igual", apunta satisfecho a este diario el catalán Antonio Ribas[53], un referente mundial en inmunología tumoral y autor de uno de estos cinco trabajos:

«Estimulación inmunológica *con medicamentos*>>.

Como he comentado, nosotros podemos estimular el sistema inmune con activación de marcadores somáticos y así evitar el uso de medicamentos.

Los Dres. Kim D. et al[54] titulado: *"Efficacy of saam acupuncture treatment on improvement of immune cell numbers in cancer patients: a pilot study"* resalta justo eso, el intentar demostrar el efecto de la acupuntura en pacientes oncológicos y su relación con el SI. En este trabajo se analizaron diez pacientes de cáncer y su relación con la mejora a nivel inmunológico, se aplicó acupuntura en los siguientes puntos:

Jingqu(LU8), Zutonggu(66V), Yanggu(SI5), Yangchi(TE4), y Zhongwan(CV12).

Durante 2 semanas con 4 sesiones, es decir una por semana. Se evaluó el efecto de la acupuntura sobre el Sistema Inmune mediante la medición de determinados subconjuntos de células sanguíneas, incluyendo CD3+, CD4+, CD8+, CD19+ y células CD56+, así como el recuento total de glóbulos blancos, recuento absoluto de neutrófilos, y la fatiga.

La medición se realizó antes y después de la acupuntura con dos semanas de seguimiento.

Los resultados son muy interesantes, a saber:

Hubo un incremento estadísticamente significativo en el número de células CD3+($P=0,023$) y las células CD8+($P<0,001$) y subconjuntos de células T, así como una disminución en la puntuación de la escala de severidad de fatiga (FSS) ($P=0,001$) después de la acupuntura utilizando los 5 puntos de acupuntura, citados.

Conclusiones a las que llegamos es que, si bien hay que seguir acumulando información y datos científicos al respecto, estos trabajos apoyan sin duda el punto la idea de que debemos de estimular el SI en los pacientes oncológicos.

Por otro lado, los trabajos de la Dra. Irene Pais L. et al[55] son muy interesantes pues apuntan justo en esta dirección: *"Effects of acupuncture on leucopenia, neutropenia, NK, and B cells in cancer patients: a randomized pilot study."*, *Efectos de la acupuntura en leucopenia, neutropenia, células NK, y B en pacientes con cáncer: un estudio piloto aleatorizado*. Como dice Ribas y confirma Pais L., la quimioterapia es el enfoque terapéutico más significativo en la lucha contra el cáncer. Sin embargo, el estado funcional del Sistema Inmune se considera un importante impacto en el pronóstico y predicción con respeto al éxito de la quimioterapia, teniendo por otro lado un papel importante en el estado psicoemocional y la calidad de vida de los pacientes.

Los trabajos del equipo de la Dra. Irene Pais, se centraron en el cáncer colorrectal, que por desgracia es uno de los cánceres más comunes, siendo uno de los principales causantes de muerte por cáncer en el mundo. El estado funcional del Sistema Inmune del huésped tiene un importante impacto en el pronóstico y destino de los pacientes con cáncer tratados con quimioterapias convencionales o específicas[56].

7.1.1 Las natural Killer.
Según la teoría de la inmunoedición[57] las células cancerosas y las células inmunes se modulan entre sí, con dos posibles resultados: la eliminación de las células tumorales o el escape

de estas células. Las células NK son consideradas las defensas contra la propagación metastásica de las células tumorales, son grandes guardianes de nuestro sistema interno de defensa. Esta idea se apoya por multitud de estudios científicos que relacionan la asociación entre la disminución de la actividad o bajo número de células NK circulantes con la progresión del cáncer y la correlación entre una disminución absoluta de la actividad de las células NK y una disminución absoluta en el potencial lítico de estas células[58]. Como miembros efectores de la inmunidad innata, las células NK juegan un papel importante en la actividad anti-infección y vigilancia tumor.

Las células NK pueden matar directamente las células diana a las que son capaces de adherirse dentro de las primeras 4 horas sin previa activación, cebadas o ayudadas por citocinas. Las células NK han sido reconocidas como las principales productoras de citocinas en muchas condiciones fisiológicas y patológicas, tales como interferón γ (IFN), factor de necrosis tumoral (TNF) y la interleucina-10 (IL-10), así como factores de crecimiento, tales como granulocitos, factor de estimulador de colonias de macrófagos (GM-CSF), factor estimulante de colonias degranulocitos(G-CSF), e IL-3. Las células NK también secretan varias quimiocinas, que son vitales para su localización con otras células hematopoyéticas tales como células dendríticas (DC) en áreas de inflamación. Como vemos, empezamos aquí a nombrar la inflamación que trataremos justo en el capítulo 14.

Estudios recientes[59] señalan que las alteraciones inducidas por el tumor pueden afectar la activación de la expresión del receptor de células NK, y esto puede dificultarla vigilancia inmune, generando o promoviendo la progresión tumoral. Hay que señalar que la actividad de células NK se reduce en pacientes con este tipo de cáncer (CCR) metastásico, señalando a las células NK como una primera línea de defensa contrala metástasis.

En este artículo, que para mí es paradigmático de nuestro enfoque, también nos hablan de la PINE. Según la teoría de la Psiconeuroendocrinoinmunologia, el estrés psicológico y emocional induce diversas alteraciones en multitud de respuestas biológicas.

La activación del eje hipotálamo-pituitario-adrenal (HPA) y el sistema nervioso simpático (SNS) puede generar un cambio en los tráficos de células inmunes. Esto promueve la inflamación a través del eje neuroendocrino y múltiples vías inmunológicas. Mayores niveles de estrés se asociaron con las respuestas inmunes más pobres (baja actividad de las células NK) y la reducción del estrés con la mejora de la respuesta inmune, en mujeres con cáncer de mama[60]. Aquí es donde la psico-óncologa y especialista en PNA Oncológica, Lara Botella, nos puntualizó en el III Congreso Iberoamericano de Psicología de la Salud, la relación de la PNA con respecto al control del estrés en pacientes con cáncer y su mejora en la calidad de vida (QLQ).

Hoy sabemos que las funciones inmune humorales y celulares son fortalecidas por la acupuntura y la moxibustión en pacientes con cáncer, con aumentos significativos en varios subgrupos de linfocitos T. La modulación del Sistema Inmune se ha observado también en otras enfermedades como asma y enfermedades autoinmunes e inflamatorias[61,62]. Una revisión sobre la inmunomodulación con relación a la acupuntura concluye que el tratamiento con acupuntura parece ser capaz de modular las condiciones de sujetos inmunosuprimidos a través de diferentes mecanismos, como la acción en macrófagos, neutrófilos, células NK y linfocitos, influyendo en la estimulación y producción de inmunoglobulinas, complemento de activación del sistema[63].

Varios autores revelaron que la acupuntura modula el número de células NK y la función en diversas situaciones clínicas, como en las mujeres con ansiedad severa[64]. De hecho, se había informado anteriormente acerca de dos posibles mecanismos implicados relacionando NK-expresión de genes en el bazo[65] y el sistema nervioso simpático[66].

Otro estudio reveló que la acupuntura mejora la actividad de las células NK y modula el equilibrio entre Th1 y Th2[67]. Como resumen, el objetivo de la Dra. Irene P. fue evaluar el efecto de la acupuntura sobre el sistema inmunológico, es decir, en la CMB, el ANC, linfocitos, y la actividad de las células NK, en pacientes con CCR, y evaluar también si los efectos inmunomoduladores adscritos de la acupuntura tienen implicaciones sobre el estado psicoemocional y la calidad de vida de los pacientes.

En el trabajo de la Dra. se eligieron los siguientes puntos: LV3, ST36, SP3 y GB39, y la extremidad superior, LI4, PC5, TB5 y LU7.

Se utilizaron agujas de acupuntura desechables con un tamaño de 36G,0,20×25mm (Tewa). La profundidad de la punción se encontraba en aproximadamente 10mm. La sensación de Qi es importante[68]. A todo esto, se añadió el tratamiento de moxibustión sin humo en los siguientes puntos: SI6, TB5, ST32 y CV6; 2 minutos por punto. Cada sesión tuvo una duración de 45 minutos.

Para el estudio se hicieron hemogramas completos que se recogieron al inicio del estudio y luego una vez cada 7días. El calendario de recogida demuestras de sangre se basa en ensayos anteriores[69,70]. Se midieron las poblaciones de linfocitos T, B y NK y se analizaron por citometría de flujo (Coulter, EPICSXL-MCL citómetro de flujo) con una combinación de anticuerpos monoclonalesanti-CD3-FITC / (CD56+ CD16)-pe (Immunotech).

Las puntuaciones de ansiedad y depresión, así como la calidad de vida se evaluaron a través de la escala de depresión (HADS) y EORTC-QoL CR-29 cuestionarios, respectivamente, en el inicio y al final del estudio en ambos grupos. Las diferencias entre los grupos se evaluaron mediante la prueba de Mann-Whitney. Análisis intragrupo: fueron evaluadas por la prueba de Friedman. A fin de explorarlas variables correlaciones, se realizó análisis de la correlación de Pearson. Los datos faltantes se manejan con base en el enfoque de los datos disponibles. SPSS para Windows se utilizó para el cálculo estadístico. Resultados que arrojan un valor de $p<0,05$, con alfa=0,05y CI nivel =95.

Sé que esto puede resultar algo aburrido al lector, pero es fundamental cosechar este tipo de datos para tener un marco teórico plausible de nuestra ciencia.

Según el equipo de la Dra. Irene P. una de las cosas más relevantes para obtener buenos resultados es la potenciación del SI, y esto se debe a que la acupuntura induce un aumento en la liberación de β-endorfina[71,72] a través de la estimulación del eje HPA. β-endorfinas. En consecuencia, influyen en las células inmunes mediante la unión a receptores de opioides en la superficie de las células, a saber, en las células NK[73] que promueven la expresión de moléculas citotóxicas y la producción de IFN. A su vez, IFN aumentaría aún más la expresión de los receptores de las células NK y la secreción de citoquinas por otras células inmunes, amplificando de ese modo las funciones inmunes contra el cáncer.

Por lo tanto, podemos plantear la hipótesis de que la acupuntura, actuando sobre el SNS y el eje HPA, puede reducir los niveles de catecolaminas y, en consecuencia, atenuar sus efectos supresores sobre las células NK. (Pais I, Correia N, Pimentel I, Teles MJ, Neves E, Vasconcelos J, Guimarães J, Azevedo N, Moreira Pinto A, Machado J,Efferth T, Greten HJ. 2014)
Como vemos, sin duda la medicina y en concreto la oncología tiene que abrir sus campos de investigación y añadir terapias biológicas que actúen sobre toda la red, pues sin duda, la estimulación del SI se puede obtener con tratamientos mucho menos costosos e invasivos.

En Palabras del Premio Nobel Medawar[74]:

«Todas las personas desarrollamos cáncer cientos, o quizás miles de veces a lo largo de nuestra vida, pero rara vez surge un tumor, y eso es cuando el organismo falla en su función de protección».

Sobra cualquier comentario a Medawar.

Capítulo VIII. A nivel Neuronal[75].

Mis trabajos sobre Neurofisiología en Acupuntura se basan en el magnífico trabajo del Dr. Edgardo López, del colegio de acupuntura de Argentina en su libro: Neurofisiología de la Acupuntura, publicado en el 2008. (Para los interesados en las fuentes.

Una de las principales dificultades que surge a la hora del estudio de la acupuntura y sus efectos terapéuticos, es la de cuantificar el estado del Qi, y más aún, estudiar de una manera —*objetiva* las oscilaciones que se generan en este durante el tratamiento con acupuntura manual, electro-acupuntura o laser (Lucas Meroni)[76]. Podemos encontrar que a lo largo de la historia se han clasificado percepciones y reacciones físicas por parte del paciente como resultado de la estimulación del Qi. En el libro *Scientific Acupuncture Therapy*, Zheng T.Z., propuso establecer la vinculación existente entre el Qi y el sistema nervioso, diciendo, —*La estimulación nerviosa puede producir sensaciones de dolor, entumecimiento, cosquilleo; por lo tanto, no hay duda de que la acupuntura estimula los nervios."*[77], a ese efecto hoy los acupuntores lo denominamos el DeQi.

8.1. Modulación a nivel periférico.

En un estudio realizado por Chiang et al. En 1973, en el que plantearon las vías de acción periférica para la analgesia acupuntural, se pudo señalar que tanto las sensaciones del Qi y la analgesia producida por la acupuntura, podían ser bloqueadas por inyecciones intramusculares de procaína en los puntos de 4 IG y 10 IG, pero no sucede de esta manera cuando la aplicación del anestésico es subcutánea. Estos resultados podrían inferir que el Qi es un indispensable componente de la analgesia producida por la acupuntura[78]. Nosotros consideramos que la mecanotransducción producida por la torsión de la aguja es indispensable para producir la sedación como veremos en los manuales de neurofisiología de esta misma colección.

Ahora bien, ¿qué sucede cuando "pinchamos"? La estimulación con agujas de forma manual de los puntos produce activación de las distintas fibras mielínicas y amielínicas, mientras que la inducción eléctrica de los puntos genera excitaciones de las fibras $A\beta$ y $A\delta$, compitiendo con las aferencias nociceptivas a nivel de las láminas II y V del asta dorsal de la médula, lo que clásicamente se conoce como la "Teoría de la compuerta".[79,80,81]

Los médicos antiguos observaron que los plexos, troncos y ramas nerviosas se distribuyen extensamente entre los tejidos superficiales, profundos, órganos y vísceras, lo que llamarían

Jin y Luo, meridianos y colaterales, respectivamente. Los canales principales y sus ramas colaterales constituyen una extensa red que comunican las estructuras de todo el organismo (Jing Qi), permitiendo que fluyan por ellos la energía, el Qi. [23,82,83]

Los análisis estructurales de los puntos de acupuntura en comparación con regiones no específicas muestran una mayor concentración de sustrato neuronal y componentes neuroactivos, sobre todo en los límites del tejido subcutáneo y muscular[23,27,84]. De hecho, una de las mayores obras que he consultado es el trabajo del Dr. Alcocer Tomas y su descripción de los recorridos de los meridianos y sus puntos, designándolos como paquetes neurovasculares.

Además, se ha podido constatar por análisis neurofisiológicos, que los puntos de acupuntura poseen una resistencia eléctrica menor a zonas adyacentes no específicas[23,85,86,87]. Estudios en animales y humanos han encontrado que estas zonas poseen, todas las familias de receptores neurológicos: terminaciones nerviosas libres, de Merkel, Meissner, Ruffini y Pacini, husos musculares y órganos tendinosos de Golgi. También se han hallado fibras eferentes somáticas que inervan componentes neuromusculares. Otro hecho de especial importancia es que se encontraron plexos de fibras autonómicas, especialmente Noradrenérgicas[88]. El patrón de los puntos neurales de acupuntura varía dependiendo del recorrido y del modo de estimulación, así como también de la dirección de las agujas y su profundidad[89].

Esto es un hecho importante que en AC debemos de tener siempre presente, cuando queremos modular bien el sistema nervioso, pues no es lo mismo punturar a una profundidad que a otra, ni la dirección de la aguja, ni mucho menos el tipo de corriente que usemos, etc... Todas estas características las debe de conocer el acupuntor, pues la practica clínica no solo es insertar agujas, sino también manejarlas adecuadamente.

Pero ¿qué pasa cuando se altera el flujo normal de la energía por los canales? El Qi se estanca, sensibilizando puntos específicos sobre la superficie corporal, esta situación influye en el desencadenamiento de la enfermedad. Esto podría coincidir con correlatos observados en diversos trastornos, como, por ejemplo, la inflamación neurogénica, en la que se pueden producir alteraciones de los tejidos musculoesqueléticos inervados por las ramas afectadas[90]. Lo dicho anteriormente coincide, neurológicamente, con la hipótesis de que los axones tienen la capacidad de transportar sustancias químicas e impulsos eléctricos tanto de forma ortodrómica como antidrómica, o sea en sentido bidireccional[91, 92]. Apoyando esta idea un artículo publicado en 1998 por Peter Holzer documenta el papel que **tiene el reflejo axonal** en la interacción neuro-inmunológica durante la inflamación neurogénica[93]. Ya en el año 98 se hablaba de reflejo axonal.

8.2 Modulación a nivel supraespinal.

Uno de los fenómenos más interesantes de la acupuntura son sus funciones centrales, sobre todo a nivel analgésico y cognitivo, aunque este no es el manual en el que se abordarán esas acciones, si que debo por lo menos señalar los puntos importantes que abordan este tema. Son fundamentales los mecanismos supramedulares de modulación central. Entre las vías que se participan son los tractos Espinotalámicos, Espinoreticulares, y las columnas dorsal Lemnisco Medial. Los impulsos transmitidos por el haz Espinotalámico y el haz de Goll-Burdach llegan al tallo cerebral y al tálamo, a partir de esta estación hacen escala hacia la corteza somatosensorial. Mientras tanto el haz Espinoreticular recibe aferencias colaterales de las vías somatópicas, y estas son transmitidas tanto hacia zonas cerebrales profundas, como a zonas corticales. Estas dos vías son fundamentales para la activación de los mecanismos analgésicos descendentes.[94,95]

Los mecanorreceptores activados por la acupuntura son los componentes dominantes de los impulsos aferentes en la mayoría de los puntos acupunturales y la columna dorsal lemnisco-medial recibe múltiples fuentes de información sensorial, incluyendo dolor superficial, tacto fino, propiocepción y sensaciones viscerales.[96,97]

La vía trigeminal transmite información sensorial de la cara y la frente hacia el núcleo del V par craneal. Las aferencias generadas por la acupuntura, en el territorio del nervio trigémino, se transmiten a la corteza somatosensorial y hacia la formación Reticular, Núcleo dorsal de Rafe (Serotoninérgico) y el Locus Coeruleus (Noradrenérgico), los cuales desempeñan un papel fundamental en la regulación de las sensaciones, emociones, sueño-vigilia, cognición y en el procesamiento de la información visceral. Se pudo evidenciar en distintos estudios, la eficacia de la cráneopuntura como uso complementario de SIRS para el tratamiento de la Depresión Mayor.[98,99]

Según estudios en neuroimágenes, la acupuntura realizada con una punción profunda tiene una mayor extensión en la modulación de áreas cerebrales en comparación con la punción superficial y dolorosa. Como señalamos anteriormente es importante pues saber los parámetros de punción de cada punto para optimizar muy bien nuestras acciones.

Muchas veces recibo preguntas del tipo, es lo mismo puntura que poner semillas o parches de cuarzo. Pues la respuesta es evidente, no, las agujas producen reacciones fisiológicas que nunca podrán conseguir un apretar con el dedo o una pegatina con una almohadilla supuestamente cargada con cuarzo...

Uno de los mecanismos principales, por el cual la acupuntura puede tener funciones sobre los trastornos viscerales, es la capacidad de reorganizar el equilibrio entre los sistemas **simpático y parasimpático** a través de reflejos somáticos y autonómicos.

Se ha podido evidenciar, en numerosos estudios, que la acupuntura es capaz de modular el funcionamiento de las redes neuronales. Según análisis de neuroimágenes, tanto en personas saludables, como en pacientes con trastornos neurológicos y psiquiátricos, esta modulación esta correlacionada con una mejoría clínica evidente. No solamente hay evidencias en la variación de la actividad de las redes neuronales, sino también se ha evidenciado la estimulación de ejes neuro-inmuno-endócrinos[100].

En diversas publicaciones se pudo observar que además de producirse la activación correspondiente en la corteza somatosensitiva primaria (S1), durante la estimulación acupuntural, los puntos de acupuntura estudiados y las formas específicas de estimulación, han mostrado que producen modulaciones generalizadas en áreas corticales, subcorticales, y en el sistema límbico[101]. Por otro lado, también se han evidenciado respuestas cerebrales no relacionadas con el punto y la forma de estimulación de este, sino que están relacionadas con patrones de respuestas neurofisiológicas y psicológicas más amplias.

8.3 Red neuronal en reposo.

La Neurofisiología Clínica nos ha proporcionado en los últimos años, una idea más correcta de cómo funciona y procesa la información el cerebro. Se han establecido redes de conectividad entre distintas áreas del sistema nervioso. Una de las que más se ha estudiado es la **red neuronal de reposo**, denominada *Default Mode Network* (DMN).

El descubrimiento de esta red nos muestra —*qué hace* el cerebro cuando está en reposo. Al contrario de lo que se podría esperar, la DMN se activa cuando no hay procesamiento cognitivo dinámico, mientras que disminuye su actividad cuando sí lo hay. Sin embargo, no se encuentra afectada cuando se activan otras redes, como, por ejemplo, la red Sensoriomotriz (SMN)[102].

En muchos de los problemas que afectan a las personas actualmente, se puede observar que **hay una alteración en la conectividad funcional del cerebro a nivel de esta red de reposo**. Esto se puede ver claramente en trastornos como el dolor crónico, la Fibromialgia, la Depresión, la enfermedad de Alzheimer, entre otros.[103,104,105]

La acupuntura, muy lejos de tener un efecto local en los puntos de aplicación, produce modulaciones en la conectividad cerebral, específicamente en la DMN, la SNM, sistema límbico y para-límbico, y Sistema Nervioso Autónomo. Se puede observar en los estudios de neurofisiología la activación de estructuras relacionadas con la analgesia, la memoria y las emociones.

Entre las estructuras anatómicas en las que se pudieron identificar modulaciones de la actividad neuronal durante y después de la acupuntura son: la Corteza Cingulada Anterior y Posterior, Amígdala, Hipocampo, Tálamo, Sustancia Gris Periacueductal, Corteza Temporal Media, Corteza Prefrontal Dorsolateral, Cerebelo y Mesencéfalo.[106]

En un estudio publicado en 2002, por Jian Kong M.S. et al., pudieron observar que la **estimulación del punto 4 IG tenía diferentes respuestas de actividad cerebral si se estimulaba con electroacupuntura o manipulación manual.** Los resultados mostraron que la electroacupuntura producía una gran activación en la RNMf de las zonas de la circunvolución pre y postcentral, el lóbulo Parietal Inferior, el Putamen, y la Ínsula. En cambio, la manipulación manual de la aguja produce disminuciones importantes de las señales de la RMNf en la corteza Cingulada Posterior, la circunvolución Temporal Superior, el Putamen y la Ínsula. **Estos resultados indican que diferentes redes cerebrales están implicadas durante la estimulación manual o con electroacupuntura**[107]. Las variaciones en el flujo sanguíneo cerebral durante la acupuntura también se han estudiado por medio de SPECT (*Single-photon emission computed tomography*), lo que ha revelado una variación en el flujo sanguíneo asimétrico en pacientes que sufrían dolor[108]. Este hecho concuerda con la pérdida de materia gris a nivel de dicho núcleo de forma unilateral en pacientes con lumbago crónico[109]. Se pudo observar que después de la terapia con acupuntura esta asimetría en el flujo sanguíneo talámico se normalizó, y se evidenciaron correlaciones significativas en el cambio de actividad de la corteza Prefrontal y Sensorial del mismo lado[56].

Todavía queda un largo camino por recorrer en lo que respecta al entendimiento de las Neurociencias y los mecanismos de acción de la Acupuntura, sin embargo, nos encontramos en un periodo de expansión sin límites, donde sin duda encontraremos nuevos avances y descubrimientos.

Capítulo IX. A nivel humoral.

Sabemos que nuestro sistema orgánico es un sistema de energía abierto, es decir, ingresamos energía en forma de alimentos, llamada a esta energía adecuada o limpia y nuestro organismo la utilizara y eliminara, llamada a este tipo de energía, inadecuada o sucia. Es curioso, pero hoy en día sabemos que el metabolismo de nuestros propios alimentos genera radicales libres, y estos a la larga van envejeciendo al cuerpo. No obstante gracias a este fenómeno se podrá mantener el orden *inestable* durante un tiempo prolongado, que llamamos "ciclo vital", además de garantizar un equilibrio termodinámico[110], y huir de la entropía. Quiero subrayar la palabra orden inestable, pues nuestro organismo es un sistema abierto inestable que desde el momento de su nacimiento va manteniendo este orden hasta su espiración, siendo este periodo lo que llamamos ciclo vital.

Todas las reacciones bioquímicas y energéticas, entendidas estas últimas desde el punto de vista biológico tienen lugar en un medio acuoso a temperaturas relativamente bajas, (a este medio acuoso lo llamamos matriz) por este motivo a estas reacciones químicas, será necesarias acelerarlas. Pues la temperatura baja ralentiza las reacciones biológicas, mientras que las altas las acelera, vemos como se cumple la ley del yin-yang.

Hoy sabemos que para que las reacciones bioquímicas sean las adecuadas, los sustratos deben de ser los adecuados tanto dentro como fuera de la célula. Las células solo pueden actuar con su material genético en la medida que son informadas por el espacio extracelular. Por ello, la estructura dinámica del espacio extracelular y su regulación "basal" es decisiva para su eficacia en la catálisis extra e intracelular[111]. Todo esto depende de la estructura de la sustancia básica, la matriz extracelular, esta matriz constituye un filtro molecular en todas las células, formado por sus componentes, como complejos polimerios de glucoproteínas y azúcares (proteoglicanos, glicosaminoglicaos, PG/GAG), proteínas estructurales (colágeno, elastina) y glucoproteínas de soporte. Los PG/GAG tienen una carga negativa y por ello tienen la capacidad para ligar agua y realizar intercambios de iones. Así como garantizar la isoosmía e isotonía de la matriz.

Hoy **se sabe que las fibras nerviosas vegetativas terminan ciegas en la matriz**. Es interesante saber esto, pues es aquí donde se realiza la interconexión de varios sistemas de integración, el endocrino, el inmunológico y el nervioso. Como vemos es la matriz donde el sistema nervioso, sistema endocrino y por supuesto el inmunológico entran en pleno contacto, más esto sirve para actuar de forma epigenética en la activación de programas genéticos en las propias células.

De esta forma la matriz no solo regula in situ, sino que también actúa como mecanismo de información a los centros superiores.

El centro de regulación de la matriz es el fibroblasto (Harmut H et al. 1999), que se corresponde a las células gliales en el sistema nervioso central. El fibroblasto reacciona de forma inmediata a toda la información aferente de los tres sistemas de integración (hormonas, neurotransmisores, citoquinas, metabolitos, catabolitos, cambios del PH) con la síntesis de componentes adecuados en la matriz. Por lo tanto, los fibroblastos están informados de las situaciones que llevan al equilibrio y al desequilibrio.

Es importante saber que existe un riesgo de acumulo sustancias nocivas en la matriz, que puede provocar acidosis tisular latente, aumentando los radicales libres y la activación del sistema proteolítico, que da paso a las situaciones proinflamatorias (lo que llamamos en Medicina orienta TAN/humedad). En nuestro instituto estamos en la actualidad desarrollando un modelo de medir de forma objetiva estas cargas de radicales libres, a través del sistema: análisis cualitativos de los patrones.

A través de la medición de fibrina soluble en la gota de sangre coagulada podemos ver la cantidad y efectividad de nuestra respuesta inmune ante estos radicales libres. (Moltó. 2019)

Esto puede desencadenar en enfermedades crónicas o procesos malignos. Además, aunque ahora no es el sitio donde extenderme en este asunto, sabemos que los procesos proinflamatorios se relacionan con las citoquinas que hoy en día se están relacionando con situaciones patológicas como la depresión[112], sobre esto hablo muy profundamente en mi libro: Acupuntura, inflamación y conducta, de esta misma colección.

Es importante pues saber que inevitablemente la acupuntura va a tener sus efectos sobre la matriz, y con ello relacionarse con los tres sistemas de integración, a saber, el nervioso, endocrino e inmunológico.

Una vez insertamos la aguja, se va a producir una reacción humoral.

9.1 Reacción humoral.

No solamente las neuronas son las protagonistas de los sucesos que desencadena esta milenaria terapia, localmente, tanto las células gliales como las células del tejido conectivo poseen influencias sobre las fibras aferentes de los puntos, gracias a sus mediadores neuroactivos. Estas sustancias son por una parte mediadores inhibitorios, principalmente: Acetilcolina, Noradrenalina, GABA, β-Endorfina, Sustancia P, Somatostatina, Óxido Nítrico, ATP / GMPc, y Adenosina; todas ellas suprimen la actividad aferente cuando estimulamos con la aguja de acupuntura. Por el contrario, parte las Citoquinas, Prostaglandinas, Bradiquinina, entre otras, son estimuladores de la actividad neuronal.

A nivel local, durante la estimulación con acupuntura, se han podido observar que sustancias como la Noradrenalina, el Óxido Nítrico, la Histamina liberada por la desgranulación de los mastocitos, y la Serotonina, producen aumento de la conductancia, baja impedancia, y una mayor capacitancia, en las zonas de los puntos y meridianos, en relación con los tejidos adyacentes, esto también se ha correlacionado con bandas ecogénicas en el recorrido de los canales.[113,114]

Se ha estudiado la importancia de la estimulación manual y de la percepción de esta para los efectos terapéuticos. Aunque las percepciones de la punción varían entre las personas, estas se pueden clasificar como dolor, entumecimiento, sensación de pesadez, distensión, y dolor en los tejidos profundos alrededor de la aguja, y a menudo se suele acompañar de un aumento en el flujo sanguíneo, con la sensación de calor en las zonas de aplicación. A su vez, se han registrado percepciones por parte del acupuntor, como ser el aumento de la resistencia a la aguja durante la aplicación de manipulación manual de la misma[115,116]. Todo esto ha sido confirmado por estudios de neuroimágenes, electroencefalogramas, y la clínica.

Las percepciones de entumecimiento, pesadez y distensión están relacionadas con la activación aferente de las fibras Aβ y Aδ, durante la punción profunda; mientras que las percepciones de dolor se corresponden más bien a la activación de fibras finas.

Capítulo X. Acción de la acupuntura a nivel de la mente.

10.1 Los Marcadores somáticos.

Es sobre la teoría de los marcadores somáticos de Antonio Damasio que en el año 2003 base mis trabajos en Neuropsicología y Acupuntura, pues, aunque mi tesis final fue: Acupuntura y Demencias (La pueden descargar en la página del instituto) mi trabajo posterior en esta área marco mi futuro profesional. Todo surgió por la confrontación que tuve en la universidad de psicología con el Dr. Mariano y su insistencia en que la acupuntura era meramente un efecto placebo, me llevo al estudio profundo de las neurociencias y con ello a conocer profundamente las teorías de Damasio, siendo estas las que desde mi modesto punto de vista explican a la perfección el ¿Cómo? la acupuntura modula la sensación del sentir. Aunque 10 años después entiendo que no solo participan en esto los marcadores somáticos, sino también los sistemas de integración (PNIE) y sus moléculas de información.

Antes de seguir me gustaría dejar claro el por qué es muy interesante unir el acto de la acupuntura a una psicoterapia.
Sobre este tema se llevó a cabo un **estudio por M.Bijak**, titulado: Utilidad de la acupuntura y sus técnicas relacionadas, para el tratamiento de trastornos psicosomáticos. Encuesta a Expertos[117]. En ella se suministró un cuestionario a varios facultativos procedentes de distintas especialidades que poseían experiencia en Medicina China y métodos psicoterapéuticos a fin de poder valorar el posible tratamiento. Las conclusiones de este riguroso estudio fueron: **La acupuntura por si sola representa una buena forma de acceso físico al paciente que en muchos casos debe completarse con métodos psicoterapéuticos.** Por lo tanto el estudio M.Bijak *apoya la acción de la acupuntura junto con la psicoterapia,* acción esta que ha sido criticada muchas veces por colegas que desearían que la acupuntura no se mezclara con nada, como vemos los hechos no corroboran esta crítica y apoyan la visión integradora de la Psiconeuroacupuntura.

Una vez justificada el por qué la acupuntura puede unirse a la psicoterapia pasemos al tema inicial del capítulo.

Una de las preguntas que me empecé a cuestionar cuando me introduje de lleno en el mundo de lo mental fue, ¿cómo insertando unas agujas, pongamos en la espalda, puede influir en la psique de la persona?, ¿cómo se explica esto?, ¿no será esto un inmenso efecto placebo[118]?.En los capítulos anteriores se habla de la evidencia sobre la acción cognitiva, su acción sobre el sistema neuronal pero, que hay sobre la *conciencia*, *"Shen"*. Al respecto encontré pocos estudios que me pudieran arrojar luz sobre este fenómeno, la acupuntura más allá de lo neurofisiológico o bioquímico.

Una de las hipótesis que sostiene la Medicina oriental y con ello la PNA es su teoría de mente-cuerpo, es decir, que el Shen está en todo el cuerpo, aunque yo diría que no es que esté en todo el cuerpo, sino más bien que es el propio cuerpo. Cada fase tiene su emoción, compartiendo así sus funciones por todo el organismo. Las Neurociencias actuales han demostrado que los procesos mentales, tanto las emociones, las cogniciones, la personalidad etc… es fruto de un órgano llamado cerebro. Entonces aquí hay un punto de desencuentro, entre oriente y occidente. Para Oriente la mente o lo que llamamos Shen es todo el cuerpo. Mientras que para oriente es un producto del cerebro.

A finales de los 90 y principios del 2000 me dedique a estudiar neurociencias en profundidad, la verdad, cuando más neuropsicología estudiaba, más me inclinaba por el postulado occidental, "la mente es producto del cerebro" es más, para realizar el libro que usted tiene entre manos, realice muchas investigaciones para apoyar la teoría oriental, y simplemente no encontraba una explicación científica a este hecho. Desde luego soy consciente que la Medicina oriental no está equivocada, solo que yo no era capaz de entender este fenómeno o que las neurociencias actuales no me lo podían explicar, ¿cómo punturando un punto de la espalda por ejemplo se actúa sobre una emoción?.

Pregunte y pregunte a mis "profesores" en la facultad, hasta uno de ellos me dijo para que lo dejase en paz. Sin embargo hablando con algunos colegas intentándoles explicar el cómo la acupuntura podía mejorar un estado emocional uno me dijo, -sabes, lo que dices me suena a Antonio Damasio-. Yo conocia al famoso científico, pero sobre sus teorías no las había profundizado en su momento, es por ello que empece a interesarme por la acción y la teoría en particular, llamada: "*marcadores somáticos*" y encontré el fundamento por el cual se puede defender el postulado oriental.

Teoría de los marcadores somáticos: como apoyo a la teoría de activación del Shen, y acción de la acupuntura a nivel de la mente. Primero tenemos que tener claro la fundamentación teórica de este científico, el Dr. Antonio Damasio[119], y su hipótesis sobre el marcador somático. Para ello vamos a exponer sus planteamientos.

Para actuar, lo que hacemos es imaginar situaciones, (razonar) sus posibles consecuencias y una vez hecho esto, decidimos. Por este motivo razonar y decidir están entretejidos y muchas veces se usan de manera indiferente. La cita siguiente como dice Damasio capta este fenómeno:

>   <<para decidir hay que juzgar, para juzgar hay que razonar, para razonar, hay que decidir sobre que se razona>>. Phillip-Lair

Por este motivo esta tan entremezclado estos dos procesos, es justo esto lo que Los textos orientales quieren decir con; "*En el corazón está la sede de la imaginación*", veamos este ejemplo; Si usted se da cuenta, todo lo que pensamos lo estamos imaginando, una vez lo imaginamos, juzgamos si lo hacemos o no, dependiendo de algún juicio interno, y aquí entra la teoría de los marcadores somáticos. Pero no voy a ser yo quien explique que son los marcadores se lo dejo a su autor, de momento me limito a exponer al especialista en Medicina oriental o PNA, que una de las funciones que hace el shen de corazón es imaginar, situaciones y sucesos, según lo que decida actuará, o mejor dicho según lo que sienta actuará. Por esto mismo todo lo que hacemos lo imaginamos, si tenemos alguna disfunción del Shen por ejemplo fuego de corazón nuestra imaginación puede ser errónea estar perturbada. Esto explicaría muchos trastornos psiquiátricos, que tan maravillosamente se describen en Medicina oriental pero no se explican.

A. Damasio remarca, que para razonar hay que imaginar, pero la fuente de la imaginación la encontramos en nuestra memoria, (fase agua). Vemos como el Shen del Corazón y del Riñón están muy relacionados. Hasta este punto en psicología ni Damasio ni yo, hemos dicho nada nuevo. En muchos manuales de psicología se explica la relación entre la decisión, la memoria y la imaginación para funcionar, pero, y aquí es donde entra Damasio, ¿dónde están las emociones, en todo este proceso?, para la Medicina oriental está claro, en todo el cuerpo, pero para la psicología y demás ciencias no está tan claro.

Para entender su hipótesis y demostrar la contundencia de la Medicina oriental, usaremos un ejemplo citado en el libro de Damasio[120].

Imagínese que usted es el propietario de un gran empresa, y puede o no puede concertar una cita con un posible gran cliente, que resulta ser a la vez el enemigo de su mejora amigo, sabe que la cita puede ser muy importante, pero, esto le puede crear grandes problemas con su amigo, como ve, los supuestos están creados por varias escenas "imaginarias", no al estilo de una película, sino como destellos pictóricos de imágenes, el problema es, ¿cómo escoger?, existen dos posibilidades, la primera es la teoría de la cual hablábamos antes sobre que la mente estaba en el cerebro, es decir "la razón elevada", la segunda posibilidad da cabida a la teoría de los marcadores somáticos y por consiguiente da soporte científico a la Psiconeuroacupuntura. La mente y el cuerpo son uno.

Hablemos primero de lo racional, ya que su tendencia viene desde muy antiguo y por ello está muy arraigada en nuestro conocimiento colectivo, lo que en PNA llamamos "shen social", Platón, Descartes, Kant, usaban la lógica formal, (Pero cuidado con la lógica formal, ya que esta postula que para que A=B B=C, y esto llevado a los constructos cerebrales no sucede así, ya que cerebro elabora pensamiento, pero el pensamiento no es igual al cerebro, no son la misma cosa, usando la lógica formal esto falla. Basándose en que está da la mejor solución a cualquier dilema, y que debe de dejarse fuera de la razón cualquier emoción o pasión, se efectuará un análisis beneficio/coste en cada una de ellas, en el caso del ejemplo anterior, uno imagina los beneficios y perdidas de estas opciones y se actuará en consecuencia a este análisis, pero.... La mayoría de los problemas tienen mucho más que dos únicas alternativas como dice Damasio;

>><<Una parte sustancial de este cálculo depende de la generación continua de supuestos imaginarios adicionales construidos a partir de pautas visuales, auditivas, entre otras, y también de la generación continua de narrativas verbales que acompañan a estos supuestos y que son esenciales para mantener en marcha el proceso de inferencia lógica>>.

Pero ahora y esto es lo más importante, vamos a imaginar que antes de aplicar el análisis de coste/beneficio y antes de razonar hacia la solución ocurre algo *muy importante*. Cuando el resultado malo conectado a una determinada opción de respuesta aparece, por fugaz que sea, experimentamos un sentimiento desagradable en las *Entrañas*. ¿En qué consiste pues el marcador somático?, en palabras de Damasio;

<<fuerza la atención sobre el resultado negativo al que puede conducir una acción determinada, (...), con lo que hará que elijamos entre otras alternativas, la señal

automática nos protege de pérdidas futuras, sin más discusión, y entonces nos permite elegir a partir de un número menor de alternativas, eso no quiere decir que no quede margen para el análisis de coste/beneficio, pero solo después del que paso automático reduzca drásticamente el número de opciones>>.

<<Los marcadores somáticos son un caso especial de sentimientos generales a partir de emociones secundarias. Estas emociones y sentimientos han sido conectados mediante el aprendizaje, a resultados futuros predecibles de determinados supuestos. Cuando un marcador somático negativo se yuxtapone a un determinado resultado futuro, la combinación futura funcionara como un timbre de alarma, en cambio, cuando lo que se yuxtapone es un marcador somático positivo, se convierte en una guía de incentivo>>.

<<Muchas veces los marcadores pueden funcionar de forma encubierta>>.

Esto es muy importante, lo que viene a decir la teoría de los marcadores somáticos es que, por ejemplo nos preguntan, ¿quieres ir al cine esta tarde?, nosotros notamos o percibimos una sensación orgánica, que recorre nuestras entrañas "Zang-Fu", si esta sensación está asociada con algo positivo, decidimos que sí, pero si no, nos hace desviarnos hacia el "no". No obstante, podemos cambiar mediante el razonamiento nuestra actitud. Esto explicaría las corazonadas, sentimos que no debemos hacer tal o cual cosa, esta sensación es mediada por un marcador somático encubierto.

Lo importante de todo esto, es que la Medicina oriental, dispone desde hace miles de años de la teoría de los meridianos (Campos Morfogenéticos), y sabemos que cada campo morfogenético (meridiano) pertenece a una determinada fase, y que estas a su vez poseen unas emociones, que son sensaciones, que pueden explicar la génesis de los marcadores somáticos de Damasio.

Por otro lado si nos atenemos a la evolución, y concretamente basándonos en las teorías de Darwin, se puede entrever que el sistema nervioso autónomo era el medio neural por el cual el cerebro de los organismos menos evolucionados que nosotros, intervenían en el mundo, y así regulaban su economía interna, por ello, el sistema nervioso autónomo proporciono precisamente esto, una red de entrada para señalar los cambios en las vísceras, poco a poco y gracias a la evolución se fueron creando formas más complejas de respuesta motriz, esto cada vez exigía al cerebro más complejidad en su estructura, por ello, desde la perspectiva evolutiva da cabida a la teoría del marcador somático, ya que este abarca un cambio del estado corporal, que incluye modificaciones, en los zang-fu y meridianos, mediado pues tanto por señales neurales, químicas y "energéticas".

Pero para esto, Damasio desarrollo un experimento, basado en el electromiograma (EMG). Con esta técnica se puede medir los cambios que se dan en las medidas eléctricas en los pacientes, ante cualquier estímulo sea o no consciente, pues puede medir la estimulación de los músculos.

El experimento[121], fue sencillo, se seleccionaron dos grupos de sujetos, unos con daños cerebrales que afectaban a los lóbulos frontales, y otros sin estos daños, se les pasaron unas serias de fotografías, unas con contenido neutro y otras desagradables y emotivas.

Los resultados fueron inequívocos, los sujetos sin daño cerebral generaron abundantes respuestas de conductancia dérmica frente a las imágenes perturbadoras, pero no frente a las insulsas, sin embargo, los sujetos con lesiones en la zona frontal no generaron ningún tipo de señal, sus registros eran planos. Eesto no impedía que estos sujetos pudieran describir con palabras, el miedo y la repugnancia de las fotografías, demostrándose así que estos sujetos habían puesto atención al pase de las fotos y que habían comprendido el significado de las mismas, pero "No" habían generado una respuesta de conductancia en la piel, y por ello, no sentían nada sobre las fotos vistas. Demostrándose así que el saber no significa sentir, por ello, con este experimento queda claro que los pacientes podían evocar internamente el conocimiento objetivo de la foto, pero no podían generar un estado somático del mismo, y por ello "no" sentían la emoción.

Por esto, aquí podemos demostrar que la Medicina oriental tiene un fuerte apoyo a su teoría empírica. Por todo lo anterior creo que es importantísima la teoría de los marcadores somáticos ya que corroboran el saber empírico de la Medicina oriental. Ahora más que nunca debemos de empezar a desarrollar investigaciones para asociar los descubrimientos de Damasio a la teoría tradicional.

10.2 Los puntos de acupuntura son los marcadores somáticos.

Los puntos de acupuntura de algún modo actúan a través de los marcadores somáticos, que están dispuestos en la anatomía descrita por la tradición. A. Damasio solo desarrollo la teoría neurocientífica que ahora nos encaja como un guante a los acupuntores sobre todos los que se dedican al shen. Entender como la acupuntura actúa modificando el estado del ser y del sentir
Nosotros en AC llamamos a los puntos de acupuntura como marcador somático, es así como somos más afines a su acción.

La tradición siempre definió sus nombres de forma poética, pues sus acciones son muy complejas. Como sabemos los puntos de acupuntura se llaman por ejemplo el 6MC Neiguan se conoce como "Barrera Interna" o 40E Fenglong recibe el nombre de "Alzado Abundante". De algún modo, la tradición siempre nos hablo de sus acciones bio-psicológicas, que hoy encuentran su sentido con la teoría de Damasio.

Capítulo XI. A nivel embriológico:

Hay otras vías explicativas de investigación que relacionan la acción de la acupuntura con la embriología, "La Teoría embriológica". El hecho de que la capa ectodérmica del embrión de origen simultáneamente a la piel y al sistema nervioso presupone su relación.(La Fuye. Svann Horstädiuos).

Sobre esta teoría desde mi punto de vista hay todavía que recoger más datos, pero el planteo, aunque sencillo puede ser interesante. Nos señala la relación de la piel con el sistema nervioso, algo así como decir que al punturar un punto determinado en la piel esta trasmite en tiempo real el estímulo a todo el cuerpo. Podría explicar el efecto de la acupuntura más allá del sistema nervioso. La piel es un solo órgano que puede experimentar la punción de forma sistémica más allá de donde se inserto la aguja, podría por ejemplo explicar la acción del experimento señalados en los capítulos anteriores.

Es de suma importancia entender como se ha ido configurando el sistema nervioso, pues de algún modo nos puede dar pistas del modus operandi de la acupuntura. Sabemos que en los seres pluricelulares más primitivos, el soma estaba rodeado de una capa de células epiteliales que eran capaces de reconocer estímulos, estas células empezaron pronto a desarrollar funciones similares a las neuronas, capaces de gestionar esta información, esto poco a poco fue generando de algún modo enlaces de coordinación entre lo externo y lo interno, haciendo si cabe más complejo el sistema, pues se empieza a comunicar lo externo con lo interno, ejemplo de estos sistemas serían por ejemplo las medusas, de algún modo funcionarían con reflejos primarios. Posteriormente esta estructura se fue haciendo más compleja, generando una organización más funcional, que se podría denominar sistema nervioso reticular, estas formaciones serian células especializadas (neuronas) agrupadas en pequeñas estructuras, ganglios. Estos ganglios poco a poco se fueron complicando y creando estructuras mayores, con grandes haces que se comunicaban entre si, estos haces eran los axones. De alguna forma estos haces fueron desarrollando estructuras neurovasculares. Importante hay que señalar que el SN de algún modo ha ido construyéndose usando estructuras preexistentes y complicándolas. Siempre reutilizando lo antiguo y añadiendo mejoras. El ser humano desde una perspectiva analítica y sintética dividió al cuerpo en sistemas, como por ejemplo la piel, el sistema muscular, nervioso, endocrino etc... Sin embargo, esto es una falacia pues todo el sistema es una red entrecruzada de estímulos y respuestas. La piel como hemos visto es un macro-receptor del sistema nervioso y esto le constituye una puerta de entrada a estímulos mediados por la acupuntura, por ejemplo, hoy sabemos gracias a las nuevas tecnologías que la estimulación de zonas de la piel por medio de acupuntura estimula de algún modo estructuras superiores del encéfalo que van más allá de las zonas sensitivas primarias y secundarias.

La evolución fue generando cuerpos alargados, que se constituían por segmentos, por ejemplo, las lombrices, estos segmentos que serían los equivalentes a las (metámeras) estaban configurados por un par de ganglios que enervaban cada segmento y que se comunicaban entre si, constituyendo una cadena ganglionar en la posición ventral y una cadena anterior o cefálica. Como vemos empieza a generarse mecanismos dobles de funcionamiento y coordinación (yinyang), estos ganglios de algún modo ya constituían cerebros primitivos. Podemos entender bien este fenómeno con el meridiano de la vejiga que respeta a un este periodo de la evolución segmentaria.

En los vertebrados estos ganglios poco a poco experimentan el proceso de encefalización, el SN se constituye en una forma de tubo, que la tradición llamo mar de la médula que se va agrandando en la zona anterior del animal y se expande de forma grotesca en la cabeza, continuando en la zona dorsal formando el encéfalo y la médula, estos se encuentran protegidos por el cráneo y la columna, configurando el SNC, diferenciándose del periférico que esta fuera.

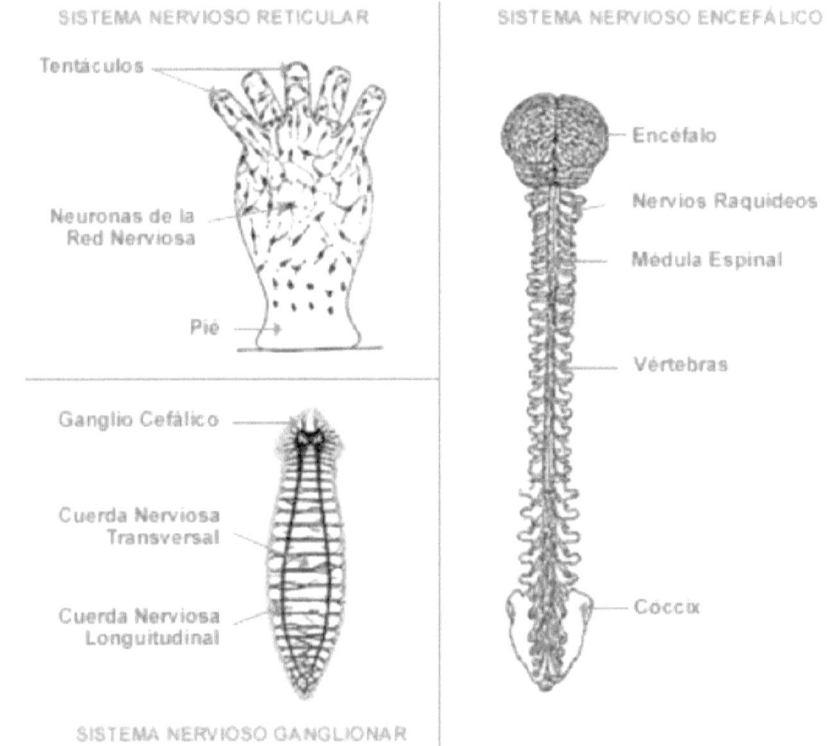

(Fotografía obtenida con permiso de la fundación educar)

Es pues como podemos intuir que la punción en estructuras de la piel, van a generar un reflejo sistémico que de algún modo modularan los sistemas: Psico-Neuro-Inmuno-Endocrino.

Pero antes expliquemos como se complica la estructura de lo mental para entender de lo básico a lo cognitivo.

11.1 El cerebro en tres y su relación con la teoría del San Jiao y Maestro Corazón.

Hay una teoría ya muy antigua del médico Paul McLean que se denominó el cerebro "tri-uno" según este investigador el cerebro evoluciono siguiendo tres etapas, de algún modo se estableció una jerarquía. Hoy sabemos que esta teórica es en cierto modo esta refutada, pues esto es bastante más complejo, sin embargo, nos es muy útil para entender ciertos procesos evolutivos y teóricos, por eso seguiremos usando sus ideas. Tendríamos:

El cerebro instintivo, que sin duda está anclado en los procesos básicos de supervivencia, es el que más se relaciona con la acción de la acupuntura de forma directa, esta en estrecha relación con los comportamientos de lucha o huida, y funcionamiento automático de muchas funciones básicas fisiológicas, como el latido cardíaco, la respiración, la digestión etc.

Es instintivo, impulsivo y estereotipado, como se suele decir, vive el "hoy", es ante todo el centro del yinyang. Esto es, modula el mantenimiento de la "alostásis", la acción de la acupuntura es a través de esta estructura evolutiva, pues se accede a él a través de los puntos de acupuntura y su mapeo es corporal, en comparación del cerebro racional que su mapeo es puramente cerebral.

Sus estructuras básicas son: Bulbo raquídeo, protuberancia y mesencéfalo.
Nosotros lo relacionamos en el San Jiao Inferior.

Cerebro emocional. Gracias a este cerebro el animal aprende, pues se manifiesta la memoria y con esto se añade al presente el pasado, y sobre todo una memoria emocional que es adaptativa y eficaz. Por ello, este cerebro nos ayuda aprender.
Sus estructuras son: hipocampo, amígdala, núcleo accumbens entre otros.
Nosotros lo relacionamos en el San Jiao Medio.

Cerebro racional. En este cerebro se regulan las emociones, se manifiesta el pensamiento, la razón, la iniciativa el juicio, podemos decir que en este caso se añade el futuro con ello aparece la planificación y las funciones cognitivas, siendo la consciencia, la autoconsciencia y los sentimientos sus máximas expresiones. (Funciones ejecutivas).
Sus estructuras son la corteza.
Nosotros lo relacionamos en el San Jiao Superior.

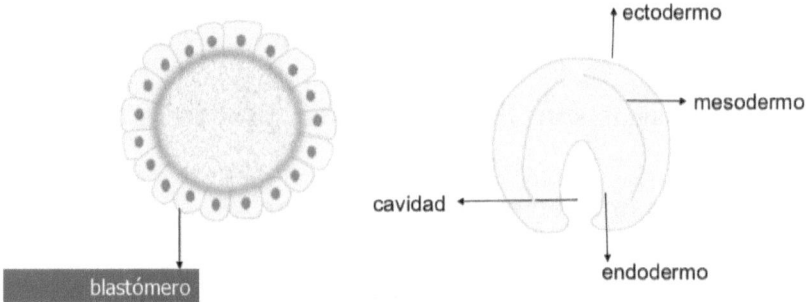

(Fotografía obtenida con permiso de la fundación educar)

Es curioso darse cuenta como el cuerpo de algún modo siempre ha usado la división en tres. Por ello, nuestro énfasis sobre la teoría del San Jiao. Hay tres estructuras cerebrales, o tres cerebros, y lo mismo sucede con la embriología.

Es evidente que el conocimiento de las funciones fisiológicas que hemos aprendido a lo largo de nuestros estudios y que se daban por sentadas hoy quizás se puedan ampliar e incluso modificar, el siguiente capítulo explica el como los tejidos no son solo lo que nos dijeron que eran y esto puede abrir la puerta a nuestras explicaciones que nos den datos sobre los efectos de la acupuntura.

Capítulo XII. A nivel del tejido conjuntivo.

Maestro Corazón.

12.1 Teoría miofascial.

La función principal del tejido conjuntivo (miofascial), es la de suministrar sostén e integración sistémica al organismo. El tejido conjuntivo participa pues en la cohesión o separación de diversos elementos tisulares que componen órganos y sistemas. Podemos entender la teoría de Giebel cuando nos señala que parte de la acción de la acupuntura desencadena una extensión y una reorganización local del tejido conjuntivo. Langevin y colaboradores, **han propuesto que la red de puntos y canales puede ser comprendida como una representación de la red formada por el tejido conjuntivo**, siendo esto una de las causas que puede explicar los efectos de la acupuntura. Y no solo ellos más autores están trabajando sobre este asunto generando más y más pruebas en esta dirección.

A demás debemos de saber que hoy sé está descubriendo que el tejido miofascial actúa como un exocerebro, en él se guarda la **memoria del movimiento**.

Tenemos que recordar dos órganos que son de vital importancia para la tradición a saber: Maestro corazón, Pericardio. Según la tradición, estos dos órganos uno Zang y el otro Fu no tienen forma, en concreto el Maestro Corazón tiene las siguientes funciones:

- Sirve como "envoltorio" del Corazón, lo que en Medicina Occidental se conoce como pericardio.
- Protege al Corazón de los factores pasionales.
- Suele ser atacado por factores infecciosos, creando trastornos severos como estados comatosos, delirios, espasmos…

En realidad, la tradición no le da mucha importancia, y es aquí donde quiero hacer una reflexión, porque creo que la tiene y mucha. Se dice que es el envoltorio del corazón, ¿qué es un envoltorio en anatomía? Una fascia, y ¿qué es el corazón en medicina china? el órgano más importante en cuanto sus funciones, pues en él reside el Shen, y ¿Qué es el Shen? Podríamos decir que el shen es lo que en occidente vagamente llaman mente.

Volvemos a mi deducción el **Maestro corazón es una fascia,** o mejor dicho es **la fascia.** Porque fascia solo hay una, que forma diversas capas que están todas concadenadas, en una malla que le da coherencia a todo el organismo. Es una red que da sostén a todo el cuerpo. Sin duda, el maestro corazón y el san jiao son la estructura de sostén a los sistemas PNIE. Entre los dos generan la matriz donde podemos entender muchas de las incógnitas que la ciencia no a contestado.

El Maestro corazón envuelve al corazón y lo asiste, ¿en que lo asiste?, en lo mental. Si, hoy sabemos que lo psicológico y lo somático son uno. Ya Freud dijo: *Debemos de recordar que todas nuestras ideas pasajeras algún día en psicología estarán presumiblemente basadas en una subestructura orgánica*[122]. Sin duda Freud hablaría de estas estructuras.

Cuando hablamos de memoria a todos nos viene a la cabeza la actividad de nuestro cerebro, ahí es donde se manifiesta la memoria, o eso nos han enseñado. Pero creo que lo φ no solo está en el cerebro. Es aquí donde entran la fascia. Es por ello por lo que vamos a hablar de ellas y de sus movimientos, además esto suma muy bien a la teoría de Damasio.

La fascia es un tejido, ininterrumpido, de sostén y de protección, un tipo especializado de tejido conectivo que posee mecanoreceptores, líquido fascial y diversas células, entre ellas lo que más nos llama la atención son los **miofibroblastos**.

En la fascia, esto es el Maestro Corazón, como hemos dicho se asiste al Shen, pero ¿cómo?

12.2 Movimientos ideomotores.
(Lisandro Morel. 2019)

Los movimientos ideomotores forman parte de los **movimientos no consientes**, donde el SNC envía estímulos eléctricos para desatar un potencial de acción y traducirse en una contracción ya sea concéntrica o isométrica, en respuesta a diversos estímulos del SNP que se activa para aliviar diversas molestias. Por ejemplo, acomodarse en un asiento, o el sentir la necesidad de cruzarse de brazos o de piernas. (Lisandro Morel. 2019)

Esta teoría de Barret Dorko va muy bien para dar una respuesta a estos mecanismos, las principales características del movimiento ideomotor en el sujeto son la sorpresa, la ausencia del esfuerzo, calor o frio. Y esto es por que el sujeto no es consciente de ese mismo movimiento en cuando este movimiento se manifiesta, es como que un fantasma ha tomado el mando de mí propio cuerpo. Según cual sea la respuesta neurovegetativa y la disminución del tono muscular, y según la ley a toda contracción le sigue una relajación, una vez más cargas y descargas. (Moltó 2017).

Una de las características del movimiento ideomotor es que es mediado por la fascia, no por el impulso consciente del SNC. Imagine que usted se está lavando los dientes, esa orden de algún modo ha sido emitida por el SNC, ahora bien, el proceso del cómo toma el cepillo, de cómo actúa mecánicamente en el lavado de los dientes es inconsciente y está mediado por la memoria miofascial. Usted de seguro que le limpia los dientes con unos movimientos diferentes a los míos, y esto es así por que de algún modo en su experiencia vital lo aprendió hacerlo así. Pues esto sucede exactamente con todo lo que hacemos, las fascias sirven como mecanismos de apoyo a nuestro Shen. Y recuerden el Shen descansa en la Xue que es controlada por el Corazón por eso en esa función tan compleja el Corazón necesita a un asistente en este caso el Maestro Corazón.
Otro fenómeno que hoy la neurociencia está desvelando es que ahora usted está cómodamente sentado, a su alrededor posiblemente este su celular, su infusión de yerba relajante, ¡¡¡si es argentino su mate etc… ¡¡¡Todo nuestro organismo está siendo testigo de todas esas cosas que nos rodean, y todos nuestros movimientos aprendidos se están llevando a cabo!!!

Usted preguntara ¿Cómo? Pues si eso fuese cierto, no podría siquiera leer. En cierta medida nuestro cerebro bloquea todo aquello que no es útil en la corriente de pensamiento. Es decir, aunque sus fascias vean el celular usted no lo tomara por que ese movimiento es bloqueado. Esto es una forma adaptativa de adaptarnos al entorno y a las exigencias de este. Ahora bien, que sucede cuando ese bloqueo es psicológico o se manifiesta por un prejuicio neurótico.

En nuestras vidas nos enfrentamos comúnmente a circunstancias, donde se piensa hacer algo, pero por el contexto no se puede realizar, por razones morales o imperativos sociales. Déjeme que le ponga un ejemplo, usted va paseando por la calle y ve una hermos@ hombre o mujer, y se fija en (…) en ese momento sus fascias quieren iniciar el movimiento, pero por el royo social no se lleva a cabo, pues mediante la contracción isométrica, de los grupos musculares que impliquen ese gesto, más luego la contracción muscular provoca disminución del riego sanguíneo, generando isquemias en algunas fibras musculares, y eso se traduce en contracturas, aumento del pH tisular y la consiguiente modificación del tejido, adoptando posturas de compensación (corazas), este cuadro también puede generar síndromes de desfiladero, irritando nervios y obliterando arterias que según cual sea genera hipofunción de alguna víscera u órgano.

Una vez expuesto estos párrafos elaborados por mi colega Lisandro voy a señalar que es lo que me interesa del Maestro Corazón. Si bien hablamos de las fascias, estas son una estructura que sin duda complementan a la totalidad de la corporalidad y la consciencia e inconsciencia. Me explico, en las fascias se deposita también la memoria. ¿cómo? A través del **registro de patrones de movimiento.**

La ciencia de la cognición se fundamenta en la idea por la cual, solo en el cerebro se registra la memoria, en concreto en las sinapsis, generando engramas de información. Sin embargo, es importante destacar que no se ha llegado a comprender en su totalidad todos los mecanismos de memoria, consciente y subconsciente. Ya E. Kandel señalo y advirtió de los problemas de las teorías de las neurociencias, en este sentido la búsqueda de la consciencia el subconsciente y esas estructuras que Freud anticipaba que darían soporte a sus teorías psicológicas. Las neurociencias como señala Kandel deben de estar abiertas a nuevas ideas y acercamientos. Pues los enfoques convencionales señalan que la memoria se centra en la conmutación sináptica y se predice alrededor de 1017 estados bits de información por segundo en un cerebro humano[123]. Sin embargo, Stuart Hameroff ha realizado un trabajo que sin duda da un giro a la teoría tradicional, el papel del citoesqueleto y en concreto los microtúbulos, se señala que actúa como si de un ordenador cuántico se tratase, estos microtúbulos son capaces de guardar multitud de información, es decir memoria.

Hoy sabemos que cada célula viva tiene alrededor de 107 moléculas de tubulina[124], una sola neurona tiene nueve pies de citoesqueleto, es por ello por lo que hay más de un millón de millas de microtúbulos en el cerebro, y estos túbulos no se circunscriben solo al cerebro.

Sin embargo, esta red genera una comunicación electrónica sofisticada paralela a la red formada por neuronas, la comunicación de este sistema en cuanto tratamiento y trasmisión de la información es superior a la neurológica. En apoyo a estas teorías nuevas de la información podemos explicar por ejemplo se puede explicar como los organismos unicelulares como el paramecio, que nada elegantemente, evita obstáculos, y encuentra alimentos y pareja sin ayuda de un sistema nervioso y sus sinapsis correspondientes. Esto señala que los interruptores de apagado y encendido de las sinapsis pueden que sean importantes, pero no los únicos en el manejo de la información. Y dónde quiero ir a parar con todo esto. Pues es obvio que la teoría de las redes neuronales que por ejemplo desarrollo Sir John Eccles, es real, de hecho, recibió el Nobel en el 1963, su teoría de las redes domino la investigación científica durante una generación de científicos, sin embargo, el mismo Eccles en el 1992[125] la considero inadecuada. Francis O. Schmitt ofrecieron otra alternativa a la teoría exclusiva neuronal, estos científicos pertenecían al MIT –Instituto de Tecnología de Massachusetts- y en concreto al programa de investigaciones neurocientíficas, señalando textualmente el siguiente párrafo:

En contra de la creencia generalizada, probablemente no se pueda resolver los problemas de la memoria y conciencia por medio de un mayor desarrollo de las técnicas electrofisiológicas, por muy detalladas que sean. Es posible que gran parte de la actividad superior del cerebro escape al ser detectada por los métodos tradicionales electrofisiológicos... Los recuerdos, el aprendizaje, y el pensamiento pueden recibir ayuda de fenómenos que son eléctricamente silenciosos para esos instrumentos. La memoria se encuentra en macromoléculas gigantes de polímeros tales como proteínas, ARN y ADN. Solamente podemos encontrar en las macromoléculas gigantes de polímeros la diversidad requerida para la especificidad manifiesta en los fenómenos vitales fundamentales. Un polímero compuesto de 1000 monómeros de 4 especies de monómeros (ej. ARN) podría tener 41000 variantes; ¡con 20 especies de monómeros (proteínas) podría haber 201000 variantes! Schimitt[126]

Y todo esto para llegar a la idea de la:

12.3 Matriz viviente[127].

En la década de los 80 surgió una nueva teoría que podía arrojar luz sobre las bases de la memoria, estas nuevas teorías se basaron en los descubrimientos de la biología celular y biofísica que revelaron que los organismos tienen una matriz viva y continua[128]. O sistema de regulación basal que alcanza cualquier nivel del cuerpo, sin la menor duda aquí estamos en plena unión de la teoría del San Jiao y el Intersticio y Maestro Corazón y las fascias. Esta matriz llega hasta el mismo núcleo de la célula. Lo que se vienen llamando de forma metafórica en la **tradición como meridianos**.

Se basan en dos descubrimientos:
   a) La existencia de las moléculas llamadas integrinas, que se conectan con la matriz extracelular (tejido fascial) y con el citoesqueleto de la célula[129] [130], y moléculas adicionales que rodean la envoltura nuclear, conectando el citoesqueleto con la matriz nuclear[131] y el ADN[132].

b) Otro descubrimiento es que esa matriz global está compuesta por moléculas semiconductoras capaz de generar un circuito eléctrico por todo el cuerpo. Sin la menos duda, estaríamos hablando de un sistema que se ajusta mucho a las teorías de la acupuntura científica. Es por ello por lo que según estos descubrimientos estos mecanismos señalarían a todo el organismo como capaz de comunicar, almacenar y procesar información, y en algún sentido tomar algún tipo de decisiones. Aquí no puedo dejar de pensar en la teoría de los marcadores somáticos de Antonio Damasio y lo más significativo es el como parece ser que se comunica. En palabras de Pieta y Coffey[133]:

<< *Las células y elementos intracelulares son capaces de vibrar de una manera dinámica con armónicos complejos, cuya frecuencia se puede ahora medir y analizar de manera cuantitativa por el análisis Fourier. Los acontecimientos celulares como cambios en la forma, la ondulación de la membrana, la motilidad y la transducción de señales ocurren dentro de los armónicos especiales y temporales que tienen una inherente importancia reguladora. Estas vibraciones pueden alterarse con factores de crecimiento y el proceso de carcinogénesis. Es importante entender el mecanismo por el que esta información vibrante se trasfiere directamente por toda la célula, y con ello por todo el organismo. De estas observaciones proponemos que la información vibratoria se transfiere por una matriz de tensegridad tisular que actúa como oscilador armónico acoplado actuando como un sistema de transducción de señales desde la periferia celular del núcleo y finalmente al ADN. Las interacciones vibratorias ocurren a través de un sistema de matriz tisular que consiste*

en la matriz nuclear, el citoesqueleto, y la matriz extracelular que esta lista para unir las oscilaciones biológicas de la célula desde la membrana periférica al ADN por medio de una estructura matriz-tensegritica. Definimos la tensegridad como un sistema estructural compuesto de elementos discontinuos a comprensión conectados por cables de tensión continua, que interactúan de manera dinámica. Un sistema de matriz tisular tensegritico permite transferencia especifica de información por la célula por transmisión directa de energía quimicomecánica vibratoria a través de movimiento ondulatorio armónico>>.

En el trabajo de Oscman[134], titulado medicina energética en terapia y actuación humana señala algo que nosotros estamos viendo que encaja a la perfección con la teoría de las fascias.

La matriz viviente proporciona un tratamiento electromagnético y electrónico a muy alta velocidad de datos sensoriales y de toma de decisiones, y movimientos complejos que son mucho más rápidos que lo que se puede conseguir por impulsos nerviosos de movimiento lento y señalización química. Una ultra rápida biológica solo puede explicarse por transferencia y procesamiento de información bioelectrónica.

Se ha propuesto una nueva teoría que señala que la información sensorial que alcanza los diferentes receptores se divide en dos vías:

a) una que va al SN, y otra
b) a la matriz viviente.

La que va al SN, se torna consciente, mientras que la que va a la matriz proporciona un análisis mucho más complejo.

En esta matriz compuesta de las fascias y de los **intersticios,** (Capítulo siguiente) sirve de apoyo a la mente/shen como ya señalo la literatura china. Sobre el cómo quizás aquí tengamos alguna explicación interesante:

Ya Freud señalo que gran parte de nuestro estado mental es inconsciente, y que realmente gran parte de nuestro tiempo trabajamos con este estado del ser, cosa que hoy las neurociencias ya apoyan, pues más del 85% de nuestras acciones son inconscientes, es decir nos dejamos llevar por la intuición o por no sabemos muy bien qué. A esto se le llama la punta del iceberg, "Brainberg". Hoy sabemos que el lenguaje del inconsciente de eso que sucede en las bambalinas de nuestro sentir funciona con otras normas o leyes, son más rápidos y eficaces a la hora de integrar información sensorial e interpretar acontecimientos que los procesos conscientes.

La mente consciente esta limitada solo puede centrarse en un tema. La mente inconsciente sin embargo puede hacerlo con muchos temas simultáneamente. Si tienes que decidirte entre dos alternativas, la vía consciente es la indicada para proceder. Sin embargo, si son muchas las alternativas, a menudo el inconsciente nos lleva a la decisión correcta, aunque en mí caso seria más aún más radical, pues creo que en todo es el inconsciente el que nos lleva a la decisión, a no ser que sea una decisión que se encuentra en el aspecto puramente racional, ej. Un ingeniero que está analizando que dimensiones debe de tener cierta estructura, es evidente que aquí todo sucede en el plano consciente.

Helmholtz[135] se percato que muchos procesos no conscientes no están compuestos de simples reflejos, parece ser que el subconsciente es flexible, esta toma trozos de patrones de movimiento y toma decisiones complejas. Podemos decir que las fascias actúan como patrones de movimiento aprendido, ej, cuando comemos usamos esos patrones registrados en las cadenas fasciales, y no en programas memorizados en asambleas neuronales, este punto es de vital importancia, pues es el fundamento de muchas terapias. Esos patrones de movimiento por diferentes motivos que en su momento explicare puedes ser patológicos.

Son los mecanismos fasciales quien por sus estimulaciones en tiempo real y en un estado de inconsciente integra muchísima información, que se almacena en las fascias que actúan activando recuerdos, que pueden ser traumáticos etc… Y se toma consciencia de ello.

Freud hizo un trabajo que a mí me resulto curioso y no lo pude entender bien en su momento, sin embargo, a la luz de lo que estamos diciendo aquí, es todo mucho más esclarecedor. Sabemos que Freud estaba muy interesado en la afasiología, sus estudios sobre lingüística y sus daños cerebrales le llevo a darse cuenta de que no elegimos conscientemente las palabras que vamos a decir. No formulamos la estructura gramatical conscientemente. De algún modo todo ello nos viene hecho, y nosotros simplemente hablamos, sabemos lo esencial de lo que vamos a decir, pero no el cómo lo vamos a decir, esto explica las proezas que el subconsciente nos proporciona.

Es por todo lo dicho que en este marco de referencia entre las fascias y el intersticio es donde se manifiesta la interacción de los sistemas PNIE, y es junto donde la acupuntura científica interviene, ya que la punción en un marcador somático va a producir una cascada de acontecimientos: fisicoquímico (efecto humoral) neurológico (actuación nociceptores) energético (activación de la matriz) Chi (acción bajo las teorías tradicionales).

Creo que una vez llegados a este punto deberíamos ahora de hablar de los tres sistemas que configuran inicialmente los sistemas PNIE.

- Psico - Neuro
- inmuno
- Endocrino

Para luego desarrollar un planteo de tratamiento ajustado a nuestra teoría.

Capítulo XIII. El intersticio.

San Jiao.

Si bien el Maestro Corazón conforma la red de tejidos miofasciales que configuran todo el organismo, debe de existir un órgano (fu) yang que lo complemente, en este caso es el San Jiao. Hoy sabemos que todas las fascias configuran un espació interno relleno de líquidos. Es curioso, pero hace poco la ciencia airosa de grandeza anuncia como el descubrimiento de esta década un nuevo órgano el "Intersticio". Según estos científicos, son capas intersticiales que están en nuestro organismo. Estas capas antes se creían formadas por un tejido conectivo denso y sólido, están en realidad interconectadas entre sí, a través de compartimentos llenos de líquido. Es curioso, pero la medicina china siempre tuvo en su teoría un órgano sin forma llamado San Jiao, que movilizaba los líquidos orgánicos.

Gracias a los avances tecnológicos de la endomicroscopia en vivo, que muestra en tiempo real la histología y estructura de los tejidos, estos científicos han localizado estas estructuras, pues cuando se exploraba en sujetos muertos no se podía observar de la misma forma. Quizás suceda lo mismo en tiempo venideros con las teorías los microtúbulos y estructuras microscópicas descritas por Kim Bong Han. (Moltó 2018) que será el capítulo posterior, que pienso es la integración de estos dos últimos, aunque tengo ciertos reparos con algunos puntos de esa teórica.

En la literatura Oriental, se considera al San Jiao como un sistema de cavidades, que por él circulan los Jin-ye (líquidos). Como vemos este descubrimiento reciente nos hablaría de la existencia de este San Jiao, como órgano y como función, es por ello por lo que tanto el Nan Jing como el Nei

Jing tendrían razón. *(Este fenómeno me hace siempre pensar que ni occidente tiene la razón ni oriente, es un cruce entre las dos miradas a donde debemos de dirigir nuestra atención).*

Antes de documentar mi propuesta, Me gustaría explicar:

13.1 El San Jiao como sistema de vías de aguas.

Para ello vamos a usar una de las metáforas de la tradición: Podemos decir que el San Jiao se divide en tres secciones o cavidades, a saber: el San Jiao Inferior, donde estaría el caldero, donde se calientan los líquidos, "ming-men" este caldero hace el agua hierva, al hervir el agua se evapora, pasando al segundo San Jiao o segunda cavidad, en forma de vaho, este se condensa en la última cavidad en este caso el San Jiao superior, aquí se forman las gotas que descenderán por gravedad al caldero de nuevo. Con este ciclo se mantiene hidratado todo el organismo en una especie de Feedback perfecto. Como vemos una forma metafórica excelente de cómo el organismo está en pleno movimiento tisular, no solo de líquidos sino las hormonas, citoquinas, neurotransmisores etc… Todo ello circula por estos espacios intersticiales.

Y todo esto gracias a la tecnología ya que ha permitido ver lo que siempre estuvo allí, y los orientales siempre señalaron. Un espacio intersticial "no identificado" hasta ahora, lleno de cavidades de líquido, presente dentro y entre los tejidos de nuestro cuerpo. Ahora los expertos en histología y anatomía lo califican como un nuevo órgano.

Hay que señalar que este intersticio en su momento yo lo rubrique como los espacios de *Pischinger* que fue el científico que elaboro la teoría del sistema básico o tercer sistema. Según el autor, es un sistema de cavidades corporales, donde se gestas las interacciones biológicas entre multitud de moléculas de información.

Hay muchas cavidades en el cuerpo, algunas grandes, otras pequeñas. A estas cavidades la tradición les llama Cou Li. Aunque el término Cou Li se utiliza a menudo para indicar el espacio entre la piel y los músculos, tal espacio es sólo una de las cavidades del cuerpo (Maciocia). Estas cavidades necesariamente están llenas de líquido, es decir de líquido extracelular. Este líquido es lo que controla el San Jiao, y que la Medicina China traduce como libre fluir del Qi dentro y fuera de las cavidades. Esto es lo que ejecuta el San Jiao.
Como hemos dicho hay tres conceptos claves que debemos de diferenciar: **Huang, Gao y Cou Li.**

- Huang: Membranas.
- Gao: Tejido Graso.
- Cou Li: Cavidades y texturas.

Hay textos que sostienen que el Qi de los canales debe de estar en armonía pues si esto no sucede no fluirá correctamente por la *cavidad abdominal*. La cavidad abdominal está rellena por estas membranas y tejidos grasos (Huang y Gao). Podemos asegurar que aquí hay puntos de unión entre la fisiología orienta y la occidental. Es por todo este sistema donde los nociceptores informan al Shen (marcadores somáticos) y que ahora entenderemos gracias a la teoría de la matriz. (La teoría de la matriz hace referencia a que todo está conectado en una especie de malla o matriz)

Sin embargo, el descubrimiento del Intersticio nos brinda más apoyo a nuestra teoría en el marco de integración del San Jiao, como sistema Psiconeuroinmunoendocríno. (sistemas PNIE). Quienes lo descubrieron lo definen como "una nueva expansión y especificación del concepto del intersticio humano", algo que tradicionalmente en biología se refería al espacio entre las células y los tejidos del organismo, sin duda viene a redefinir el espacio de Pischinger, que **es donde los sistemas PNIE hacen sus interacciones generales.**

Paradójicamente "el intersticio" se podría convertir en uno de los órganos más grandes, junto a la piel: los científicos estiman que esta red de cavidades de colágeno y elastina rellena de líquido aglutinaría más de un quinto de todo el fluido de nuestro organismo. Sin la menor duda, el intersticio es el órgano más grande, pues es el órgano que da sentido a los sistemas de integración, es decir al "Todo". **Los científicos se quedan cortos solo circunscribiéndolo a la cavidad de colágeno y elastina, yo voy más lejos, pues en estas cavidades se intercomunican todos los sistemas PNIE,** esto generaría el órgano mayor del cuerpo, en realidad se pierde el sentido de limitación circunscrita a un tejido, y más y cuando en mis trabajos relación al Maestro Corazón con el tejido miofascial, siendo el binomio yin-yang, esencial del cuerpo humano. Todo lo une: *es la red.*

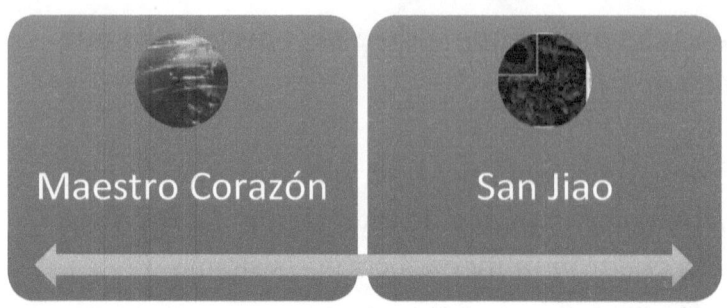

Estos tejidos están debajo de la piel, recubren el tubo digestivo, los pulmones y el sistema urinario y rodean las arterias, venas y la fascia, una estructura de tejido conectivo que se extiende por todo el cuerpo. Por otro lado, en este tejido, se podría intuir una relación estrecha con los conductos de Kin Bong Han, y su teoría de túbulos y microtúbulos[136], aunque esta teoría aun este por validar o refutar.

Por otro lado, lo importante de esta investigación o de este descubrimiento es que da pie a lo que llevamos cientos de años señalando desde la tradición y es a **las vías por las que se manifiesta la metástasis**. Siempre se sostuvo que se realizaba por **los canales de acupuntura**, que no era otra cosa que la forma metafórica de describir estas estructuras anatómicas que sin duda no se veían a simple vista pero que hoy la ciencia encontró y puso nombre. Los investigadores creen que esta **"estructura anatómica" puede ser importante para explicar la metástasis del cáncer,** el edema, la fibrosis y el funcionamiento mecánico de muchos o todos los tejidos y órganos de nuestro cuerpo.

Y este descubrimiento se hico como siempre de casualidad, cuando el equipo de investigadores en 2005 en una operación para la que utilizaron una endomicroscopia con láser, una tecnología llamada *Confocal Laser Endomicroscopy* (pCLE), para examinar el conducto biliar de un paciente afectado por el cáncer y tras una inyección de una sustancia colorante llamada fluresceína vieron "un patrón reticular con senos (huecos) llenos de fluoresceína que no tenían ninguna correlación anatómica", cuando quisieron examinarlos en las placas microscópicas de la biopsia habitual habían desaparecido.

Después de hacer varias pruebas, Neil Theise, coautor senior del estudio, se dio cuenta de que el proceso convencional de fijación de muestras de tejidos en placas drenaba el fluido de la estructura.

Normalmente los científicos tratan las muestras con químicos, las cortan en una capa muy fina y les aplican tinte para hacer resaltar las características clave.

El equipo de Theise descubrió que ese drenaje de fluido hace que la red de compartimentos antes rellenos de líquido se colapse, como los pisos de un edificio, y por eso "durante décadas ha aparecido como algo sólido en las placas de biopsia", dijo Theise, del departamento de Patología de NYU Langone Health.

Cambiando la técnica de hacer la biopsia su equipo logró preservar la anatomía "en vivo" de la estructura, "demostrando que forma parte de la submucosa y que es un espacio intersticial lleno de fluido no apreciado con anterioridad". Así, se observan "bandas anchas y oscuras ramificadas rodeadas de espacios grandes y poligonales rellenos de fluoresceína", describen en su informe. Para este estudio los científicos confirmaron la existencia de esas estructuras en otros 12 pacientes operados. El equipo de investigación señala que lo importante será identificar su función. Tengo claro que su función a la luz de todo lo que sabemos hoy en día es la de integración de los sistemas PNIE.

Es evidente que, según los investigadores, hasta ahora la ciencia no ha estudiado bien ni el flujo ni el volumen del fluido intersticial del cuerpo humano. Cuando hablan de ciencia se refieren a la suya, soslayan que la acupuntura científica ya tiene un modelo explicativo que enlaza este descubrimiento, y es la teoría del San Jiao que se apoya sin la menor duda con las ideas de la PNIE y los espacios de Pischinger.

En este descubrimiento los científicos señalan varias hipótesis sobre el funcionamiento posible de este intersticio, en concreto tres:

1- Tejido de sostén, tipo amortiguador, se relacionaría en este caso con las fascias (Maestro Corazón) y meridianos tendino-musculares.

2- Autopista para los fluidos en movimiento. Aquí la medicina nos hablaría del punto (2), vía de aguas, donde los investigadores ven o intuyen la posible explicación a las metástasis.

3- Contribuir al arrugamiento de la piel y al endurecimiento de las extremidades, así como a la progresión de enfermedades fibróticas, escleroides e inflamatorias.

La ciencia nos habla pues de estas tres funciones, sin embargo, añadirá la cuarta, siendo sin duda la más importante.

4- **Es el espacio donde se manifiestan las relacione moleculares más complejas del organismo, es donde los sistemas PNIE se comunican con sus moléculas de información: hormonas, citoquinas, neurotransmisores… Por ello debo de explicar mejor este punto.**

En el clásico de las categorías" (Lei Jing, 1624) de Zhang Jing Yue dice: "Fuera de los órganos internos y el interior del cuerpo (es decir, entre la piel y los órganos internos), que envuelven los órganos internos como una red, hay una cavidad que es un Fu tiene el nombre de una zanja, pero la forma de un (órgano Yang). Fu[137] también dijo: (…) los órganos internos tienen sustancia, las cavidades son como una bolsa que contiene dicha sustancia ". Por otro lado, en teorías históricas de la Medicina china (Zhong Yi Li Dai Yi Lun Xuan) dice: "Hay un ministro de Fuego en el cuerpo que se mueve dentro de las cavidades y hacia arriba y abajo en las membranas, se llama del quemador triple".

Sobre las cavidades la MTCh[138] nos habla del Cou-Li, este está muy relacionado con la teoría del San Jiao que divide en tres zonas como hemos visto el cuerpo. Donde yo quiero incidir es en el espacio **entre la piel y los músculos**, según la tradición controla la difusión de Wei Qi (energía defensiva) y la entrada y salida del Qi dentro y fuera de ese espacio. La tradición siempre lo atributo a la **apertura y el cierre de los poros y la sudoración**.

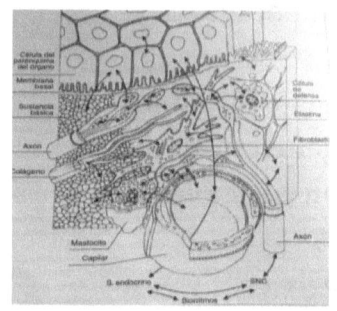

Una función a mi entender muy simplista, la función del San Jiao se dice controla el movimiento de Qi y que las cavidades están relacionadas entre sí, es decir cumplan una especie de homeostasis. Por ejemplo, la transformación de los líquidos depende de la ascensión/bajada entrada/salida del Qi en las cavidades corporales, y aquí es donde entra mi unión con la teoría de Pischinger. Que seria el espacio extracelular donde se relacionan todas las moléculas de nuestro cuerpo y donde el equilibrio es fundamental, no obstante, quiero enlazar mejor esto, que encaja a la perfección con el estudio de estos investigadores.

Según Maciocia[139], los Cou Li son el "espacio entre la piel y los músculos", generalmente referido como el espacio Cou Li y señala que **este término abarca otros espacios también**, esos otros espacios es el sistema de Pischinger. De hecho, Maciocia señala que: **No debemos interpretar "el espacio entre la piel y los músculos" en un sentido estricto, occidental, anatómico**: no es, literalmente, el espacio entre la piel y los músculos en un sentido anatómico, pero si en un sentido energético.

La obra "Prescripciones de la Cámara Dorada", en su capítulo primero nos dice que «las cavidades son el lugar de convergencia del Qi Original (Yuan Qi) y el Qi Verdadero (Zhen Qi), formando una importante asociación que asegura el normal funcionamiento de todos los órganos y sus tejidos y espacios. Junto al Wei Qi (Qi Protector) que circula entre la piel y los músculos, estas tres formas de Qi (Yuan Qi, Zhen Qi y Wei Qi) proveen la resistencia ante los Factores Patógenos Externos». Por este motivo, nuestra resistencia a los Factores patógenos depende del Wei Qi, como ya sabemos, pero también del Yuan Qi y Zhen Qi. El Qi Original entra en los órganos internos para asistir sus actividades psicológicas y en el interior de las cavidades Cou Li para asistir al Wei Qi en su función protectora ante los agentes morbosos.

13.2 El sistema Pischinger.

Como el sistema Pischinger juega un papel decisivo en el tejido conjuntivo o conectivo de la matriz celular que circunda a la célula, y que forma cavidades, descubriendo el extraordinario papel regulador del mismo. Es evidente que este espacio solo se puede ver como un espacio vivo cuando se tiene la tecnología adecuada cosa que la tradición no ha tenido hasta nuestros tiempos, pero que sabiamente abarco con la teoría de San Jiao. Hasta entonces se había considerado un simple tejido de relleno y sostén, pero Pischinger descubrió que en él se realizan **las funciones básicas más elementales de la vida**, tales como el intercambio de agua, oxígeno, electrolitos, la regulación ácido-alcalina, los radicales libres y todo lo referente a los sistemas de defensa inespecíficos (Wei Qi).

Señalo que es aquí donde se fragua el comienzo de cualquier tipo de enfermedad mediante el procedimiento que denominó

acidificación (yangnificación), realizado por los radicales libres. Es por ello por lo que creo que esta teoría es la puerta a la teoría moderna del San jiao, pero démosle una vuelta de tuerca si cabe un poco más a todo esto.

Las reacciones fisicoquímicas que se dan en nuestro organismo se manifiestan en un medio líquido y a temperaturas relativamente bajas, es por ello por lo que nuestro organismo necesita sustancias yin para acelerarlas, es decir: catalizadores. Estas sustancias "sustratos" deben de encontrarse en su justa medida dentro y fuera de la célula. Es decir, en las cavidades. Estas cavidades que la medicina china llama Cou-li que según Pischinger serian el espacio extracelular. Las células solo pueden reaccionar genéticamente a través de la información que les llega desde este espacio exterior. Pues sus genes se activan de forma epigenética gracias a la información que les alcanza de este espacio extracelular. Siendo este el motivo por el cual la regulación de este espacio basal es fundamental. Este fenómeno depende de la estructura de la sustancia básica de esta matriz extracelular, esta matriz o membrana constituye un filtro molecular en todas las células, esta matriz esta formada por complejos polímeros de glucoproteínas y azúcares (Proteglicanos, glicosaminoglicanos, PG/GAG) proteínas estructurales (colágeno, elastina) y glucoproteínas de soporte (fibronectina entre otras)[140]. (ver siguiente dibujo, en él se describe el espacio de la matriz).
En Acupuntura científica siempre sostenemos que la acupuntura es un sistema PNIE. Es decir, que tanto el sistema nervioso como el endocrino y el inmunológico están unidos, en realidad no son tres sistemas, si no más bien uno,

que funciona en forma de red, esa red que nosotros llamamos cibernética y que la medicina china llamo ancestralmente Wuxing. A través de las fibras nerviosas vegetativas hoy conocemos que algunas terminan en el espacio ciego de la matriz. Como se aprecia en el dibujo, y esto enlaza el SN con la matriz y los vasos sanguíneos aportan las hormonas, así que en ese espacio: hormonas, neurotransmisores y citocinas se comunican de forma magistral.

Todo está conectado siguiendo intrincados mecanismos alostáticos de retroalimentación. Que no es otra cosa que un orden establecido por el Yinyang. De esta manera la matriz no solo regula In-situ, sino que también está en contacto con toda la red.

El centro de regulación en la matriz es el fibroblasto. Este reacciona de forma inmediata a toda la información que se circunscribe a la red (hormonas, neurotransmisores, metabolitos, cambio del nivel de PH, etc). Según Harmut Heine et al, este fibroblasto es **capaz de diferenciar lo bueno de lo malo, intentando mantener la alostásis del sistema.** Hay que señalar que las características de los filtros y la unión de los PG/GAG, también existe un riesgo de acumulación de toxinas (TAN) en la matriz, que esta puede provocar una acidosis permanente, es decir, un campo yangnificado. Un aumento de radicales libres y una activación del sistema proteolítico que da paso a una situación **pre-inflamatoria**[141]. Esto puede ser el caldo de cultivo para la cronificación y gestación de enfermedades hasta las más temibles, donde el TAN deforma, hablaríamos de la tercera y cuarta capa. Que nosotros podemos identificar con el análisis de la gota coagulada en tiempo real, y con un coste insignificante.

Capítulo XIV. La acupuntura y el proceso inflamatorio como modelo de acción.

Hoy en día la Acupuntura científica surge como disciplina que si bien se basa y fundamenta en las bases tradicionales como hemos venido señalando, debe de explicar aquello que la tradición describe, como los fenómenos del Qi, Xue, Jinye, Yin-yang, etc... Como hemos señalado existen evidencias contrastadas sobre la acción de la acupuntura en relación con los mecanismos neuroquímicos, efectos en segmentos medulares, acciones sobre regulación del sistema nervioso vegetativo, estimulación de la autorregulación, efectos locales o acción humoral de la inserción de los puntos de acupuntura, así como las posibles influencias que puede tener está sobre la acción cerebral. Sin embargo, de algún modo hay muchas lagunas aún por contestar, sobre todo es, ¿cómo la acupuntura puede modificar el estado de ánimo? ¿cómo puede intervenir en la depresión? Hoy en día la psiquiatría contemporánea está tomando un giro espectacular en sus teorías con respecto a la enfermedad mental, cada día hay más evidencia que los trastornos de conducta no se pueden explicar enteramente por factores exclusivamente de origen neuronal, esto es, a través de una forma única por neurotransmisores y conexiones nerviosas. Se están descubriendo nuevos fenómenos que ponen entredicho el paradigma dominante. Es por ello por lo que la *inflamación crónica* puede estar detrás de muchas conductas como la famosa conducta de enfermedad que pone entredicho a la dominante teoría química del trastorno mental. La acupuntura a través de sus modulaciones neuroendocrinoinmunológicas se puede intervenir en este fenómeno y con ello presentar un modelo de acción que se suma a los anteriores.

En este capítulo se intentará plantear un punto de vista sistémico basado en la Psiconeuroendocrinoinmunología y como está nos puede servir de marco conceptual para explicar muchos de los fenómenos que los clínicos encuentran en la experiencia diaria. La inflamación subclínica está detrás de las alteraciones sistémicas en una gran variedad de patologías y es ahí donde apunta la acupuntura.

Hablar de patología mental es hablar sin duda de trastornos altamente heterogéneos y de origen multifactorial[142]. Por desgracia la psiquiatría no goza de grandes resultados, se asocia con altas tasas de no recuperación, episodios de recurrencia, disfunción interepisódica y morbilidad al igual que morbilidad prematura. La carga mundial a nivel económica es sin la menor duda abismal. Desde la descripción original de la eficacia del litio para el tratamiento de la manía allá por el 1948, seguido de la clorpromazina y la iproniazina pocos avances médicos se han hecho en este campo[143]. Esto pone en relieve que de algún modo se debe de revisar que es lo que está sucediendo, y no solo en el área de la psiquiatría sino se osaría que en muchas más especialidades donde lo sistémico es prevalente. Por ejemplo, en la ciencia actual o moderna siempre ha prevalecido que los trastornos psiquiátricos eran sobre todo favorecidos por alteraciones en las monoaminas. Si nuestra biología es fragmentaria y no entendemos las redes sistémicas que configuran al sujeto sin duda nuestra actuación será deficiente. La acupuntura nunca separó el sistema inmune del endocrino y mucho menos del nervioso y con ello, incluida la psique. Todo esto lo fusionó con la teoría tradicional y gracias a eso hoy podemos entender esta forma de mirar lo tradicional con la nueva y emergente PNIE.

14.1 La inflamación como modelo cambio de conducta.

Las citocinas constituyen una compleja red de interacciones que conecta distintos tipos celulares y en la cual cada una de ellas actúa al inducir o suprimir su propia síntesis o la de otras citocinas o sus receptores. A la vez, favorecen de manera sinérgica la acción de otras citocinas o bien actúan como verdaderos antagonistas de sus efectos biológicos y se caracterizan por su efecto redundante, hecho que subraya la importancia de su función reguladora. Al ser proteínas pleiotrópicas sobre diversos tejidos y producir múltiples efectos biológicos y, a menudo tienen funciones que se solapan para regular la supervivencia del individuo además de ayudar a modular la inmunidad innata y adquirida. Estas no solo tienen funciones en el sistema inmunológico, sino que además intervienen en otros sistemas como son el endócrino, nervioso y con ello, en la psique. Por mencionar, las citoquinas proinflamatorias interactúan en el metabolismo de los neurotransmisores, de las hormonas y están presentes en todo en el sistema nervioso central interviniendo en la neuroplasticidad. La teoría inflamatoria, nos señala el cómo las citoquinas proinflamatorias actúan disminuyendo los niveles del Factor Neurotrófico derivado del Cerebro (BDNF), sobre todo la IL-6, IL-1β y el TNF-α[144][145] y en consecuencia afectando la neuroplasticidad del hipocampo, siendo esto una de las posibles hipótesis de la conducta depresiva.

Recapitulando, existe una asociación neuro-inmunológica debido a que las citocinas son moléculas de información como las hormonas y los neurotransmisores cuyas funciones son de desarrollo y modulación de las funciones del sistema nervioso central al mismo tiempo que los neurotransmisores modulan la respuesta del sistema inmune.

Moléculas de información: Hormonas, Neurotransmisores y citocinas.

Las citoquinas ingresan en el Sistema Nervioso Central (SNC), por diferentes vías o mecanismos, entre las principales están:

- Las regiones permeables de la Barrera hematoencefálica (BHE)
- Los órganos circun-ventriculares
- Los plexos coroideos[146] y
- Por mecanismos aferentes del **nervio vago**[147][148].

Este último mecanismo es importante, pues como se sabe, gracias a los mecanismos de acción de la acupuntura, de alguna manera tiene influencia en este fenómeno.

A nivel cerebral, en las células de la glía, astrocitos y microglia expresan receptores para las citosinas IL1, IL6, el TNFα, además hay receptores en neuronas del hipocampo, hipotálamo *y organum vasculosum* de la *lamina termialis* (OVLT); donde estas proteínas producen cambios importantes en la actividad neuronal, teniendo influencia en los procesos cerebrales como la actividad endócrina, sueño, comportamiento y neurodegeneración.

El aumento de las citocinas proinflamatorias, a parte de las reacciones perjudiciales que producen a nivel de piel, sistema nervioso y respiratorio y aunque dentro de su función es la defensiva, pueden modificar la conducta de las personas y provocar cambios notables en su comportamiento, generando un comportamiento típico que se llama: **comportamiento de la enfermedad.**

Es decir, estas moléculas provocan o promueven modificaciones conductuales y con ello emocionales, es por este motivo que es importante explicar bien el comportamiento de la enfermedad, pues la hipótesis de que la modulación de ciertas citocinas puede explicar "parte" del como la acupuntura actúa sobre la psique/Shen.

14.2 La conducta de enfermedad.

En la actualidad, hay varias líneas de investigación, que han comenzado a adjudicar a las citoquinas proinflamatorias antes mencionadas, un papel importante es ciertas patologías tanto cerebrales, como cardiacas y en estos últimos tiempos conductuales, sobre todo en la neurogénesis hipocampal involucrado en la depresión; en palabras del Dr. Bryan Leonard[149]: "*Muchos de los cambios del comportamiento observados en la depresión puede ser simulados por tres citoquinas proinflamatorias: IL-1. IL-6 y Factor de Necrosis Tumoral Alfa, que puede producir su impacto en el cerebro activando la ciclo-oxigenasa (enzima clave en el desencadenamiento de la cascada inflamatoria), la síntesis de óxido nítrico (ON), y la liberación de CRF (Factor de liberación de la corticotrofina). Las evidencias en la hipótesis inflamatoria a favor, se observa en que las drogas antiinflamatorias no esteroideas, retrasan la progresión de la enfermedad al igual que los ácidos Omega-3 que son antiinflamatorios".*

Esto es, debido a que la IL-1 circulante actúa en neuronas del *organum vasculosum* de la *lamina termialis* (OVLT) que contienen COX-2 para inducir la secreción de prostaglandinas, que difunden a otras áreas induciendo la liberación de IL-1 dentro del cerebro. Las prostaglandinas actúan como un mediador central de los efectos periféricos de las citoquinas y estas pueden entrar en órganos circuventriculares e interactuar con células blanco que traducen la señal inmune en una señal secundaria en forma de prostaglandina que difunde libremente a otras células blanco vecinas.

Tener en cuenta lo antes mencionado, abre puertas a nuevos planteos terapéuticos, por los datos acumulados hoy se sabe que las citocinas proinflamatorias juegan un papel ***fundamental en las patologías psiquiátricas***. Los clínicos observan diariamente como los sujetos manifiestan unos síntomas y signos ambiguos que no se pueden encasillar en una patología determinada, que sin embargo desde el punto de vista de la medicina china sí que puede a través de su propuesta basada en la diferenciación de patrones (Moltó, 2019). Estos síntomas son generados por la respuesta inflamatoria generada por las moléculas, en concreto la IL-1. IL-6. TNFα, que hacen que el individuo manifieste un cuadro con síntomas como: malestar, lasitud, fatiga, entumecimiento, anorexia, depresión, anhedonismo, ansiedad, entre otros signos y síntomas (fig. 1)

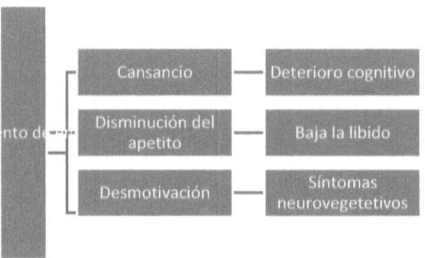

Figura 1. Cuadro clínico de la conducta del individuo enfermo

El cuadro clínico presentado se puede confundir con depresión, actualmente se está replanteando si lo que antes se consideraba una enfermedad enteramente producida por la actividad mediada por los neurotransmisores, por ejemplo, la serotonina, no es más bien una enfermedad inflamatoria o se suman. Las preguntas que surgen ahora son interesantes, pues la acupuntura científica tiene evidencia de los mecanismos con los que puede modular esta inflamación y con ello tener un nuevo enfoque más sistémico.

Por ejemplo, en el trabajo de Cristina V. E[150], se señala que, aunque la acupuntura se utiliza ampliamente en Medicina Tradicional China para el tratamiento de diversos trastornos de órganos internos, sus mecanismos biológicos subyacentes son desconocidos en gran parte, y es ahí en donde se debe de dar inicio a la investigación.

14.3 Sistema inmunológico y reflejo inflamatorio en relación con el sistema nervioso.

El sistema nervioso es activado por diversos estímulos inflamatorios[151][152], por ejemplo, en el año 1957 se reportó cuáles endotoxinas activaban las respuestas adrenales dependientes de la hipófisis[153]. Por ejemplo, la infección por el virus de Newcastle es uno de los modelos para estudiar el circuito de comunicación de tipo neuroendocrina en la cual se estimulan las respuestas del eje hipotálamo-hipófisis-adrenal (HHA). Otro ejemplo son los lipopolisacáridos bacterianos (LPS) en el cual se induce una mediación de IL-1, pero en este caso producida por los macrófagos, activándose el eje HHA, y en ambos ejemplos se ha demostrado la actividad de la IL-6 y FNTα son capaces de producir un aumento de los niveles plasmáticos de glucocorticoides asociado a un aumento de hormona adrenocoritcotrópica (CRF) en el hipotálamo, y hormona adrenocorticotropina (ACTH) en la hipófisis con la estimulación de las glándulas adrenales. Aunado a esto, la acción de la IL-1 no es solamente a nivel de SNC, sino que en forma directa puede estimular las glándulas adrenales.

Las señales del nervio vago aferente son trasmitidas a la formación reticular, locus ceruleus, hipotálamo y complejo vagal dorsal conduciendo a un aumento de hormona ACTH en la hipófisis anterior[154]. Esto hace que aumenten los niveles sistémicos de glucocorticoides y otros mediadores que pueden inhibir la liberación de citocinas proinflamatorias del sistema inmune[155][156]. Las fibras sensitivas ascendentes del nervio vago que hacen sinapsis en el núcleo del tracto solitario, situado en la parte superior de la médula, pueden también inhibir la liberación de citocinas[157].

Hay evidencia que sugiere que el sistema parasimpático a través del nervio vago regula la función inmunológica, al igual que modula la actividad cardiaca y gastrointestinal. Es por este motivo que tener en cuenta la activación del nervio vago puede modular la inflamación sistémica[158][159]. Desde el punto de vista de la medicina moderna se emplean métodos como la vagotomía y la estimulación eléctrica para tal fin. Dentro de la acupuntura se puede conseguir estas mismas funciones utilizando puntos que previamente ya han sido estudiados.

14.4 El nervio vago.

Como es sabido el nervio vago es un par craneal, es el principal constituyente del sistema nervioso parasimpático. El bulbo raquídeo inerva el cuello, órganos del tórax y abdomen. Por otro lado, este nervio controla gran parte de funciones y órganos como son: la frecuencia cardiaca, la broncoconstricción y la función gastrointestinal entre otras funciones. Todo esto lo hace gracias a su neurotransmisor: la acetilcolina (ACH)[160].

Está compuesto por fibras motoras y sensitivas; las fibras eferentes, motoras se originan en el núcleo dorsal del vago y las fibras aferentes van hacia el núcleo ambiguo.

Las fibras sensitivas aferentes, que constituyen el 80% del nervio vago izquierdo, terminan en el núcleo del tracto solitario, que se proyecta hacia el rafé y el locus de la línea media. El núcleo del tracto solitario transmite la información sensitiva al resto del cerebro a través de tres vías principales:

1. Retroalimentación autonómica;

2. Proyecciones directas a la formación reticular en la médula, y

3. Proyecciones ascendentes a la parte anterior del cerebro, que se extienden al núcleo parabraquial y al locus ceruleus[161].

14.4.1 Vía colinérgica antiinflamatoria.

El brazo eferente del nervio vago tiene un reflejo inflamatorio el cual inhibe la inflamación. Se sabe que la estimulación a este nivel (eferente) induce la liberación de ACh[162][163] a nivel del bazo, hígado y tracto gastrointestinal; por lo que esta se une a la subunidad a7 del receptor nicotinico de Ach (h7nAchR), expresado en la superficie de los macrófagos activados y otras células productoras de citocinas [164][165][166], teniendo la hipótesis que este es el mecanismo por el cual ejerce su acción sistémica antiinflamatoria.

14.5 Reflejo inflamatorio

Como en todo arco reflejo, se tienen dos brazos uno aferente y otro eferente, esto hace que se generen reacciones antagónicas (yin-yang). En este reflejo el nervio vago libera ACh esta se une a la subunidad h7 del receptor nicotínico para acetilcolina (nAChR) portado por macrófagos y otras células productoras de citocinas, disminuyendo la actividad de transactivación y translocación de la subunidad p65 del factor nuclear NF- kB

(NF-kB) y estimulando la vía antiinflamatoria STAT3- SOC3[167].

14.5.1 La Acupuntura como proceso antiinflamatorio y por lo tanto conductual.

Cristina V. E[168], en su trabajo señaló como la regulación de las respuestas inflamatorias se lleva a cabo por el uso de acupuntura manual (AM) en el punto *Zusanli* (E 36,). La producción de TNF-α en suero de ratón, inducida por la administración de LPS o endotoxinas, se redujo tras el uso de este punto.

En el bazo, los valores de TNF-α ARNm y proteínas también disminuyeron tras realizar AM y se recuperaron tras neurectomía esplénica y vagotomía. Tras la administración de LPS y electroacupuntura (EA), se indujo la producción de c-Fos, en el núcleo del tracto solitario (NTS) y en el núcleo motor dorsal del nervio vago (NMDV), además, se incrementó aún más por la administración focal de CNQX, el antagonista de los receptores de AMPA, y la administración de PPADS, un antagonista purinérgico.

Los valores de TNF-α en el bazo disminuyeron tras el tratamiento con CNQX y PPADS, lo que implica la participación de inhibidores de la actividad neuronal en el complejo nuclear dorsal del vago. En los animales no anestesiados, tanto la AM como la EA generaron la inducción de c-Fos en las neuronas del NMDV. Sin embargo, solo la AM, fue eficaz en la disminución de la producción esplénica de TNF-α. Estos resultados sugieren que los efectos terapéuticos de **la acupuntura pueden estar mediados en los órganos**

internos, a través de la modulación vagal de las respuestas inflamatorias.

En la investigación de Perez Sanmartín[169] se concluye que la estimulación mediante acupuntura del punto 36E *(Zusanli)* produce efectos benéficos en patologías inflamatorias tanto del tracto digestivo como del **resto del cuerpo** a través de mecanismos, que no del todo están bien conocidos.

La estimulación de 36E *(Zusanli)* es capaz de **reducir citocinas proinflamatorias**.
Por otra parte, la estimulación del nervio vago es capaz también de reducir estas citocinas a través de la "vía parasimpática antiinflamatoria".

Artículos recientes demuestran que la estimulación con electroacupuntura en el punto 36E *(Zusanli)* vehiculizada a **través de fibras del nervio ciático** es capaz de activar centros troncoencefálicos y hacer descender información hasta las glándulas suprarrenales a través de fibras del vago. El efecto antiinflamatorio así conseguido se basa en la liberación del neurotransmisor dopamina y activación de su receptor tipo D1 en las suprarrenales. El conocimiento de este mecanismo abre las puertas a la utilización potencial de la estimulación de puntos concretos del cuerpo para controlar un proceso inflamatorio.

14.5.2 La Acupuntura y la liberación de acetilcolina.

Existe evidencia sobre los puntos acupunturales que pueden actuar sobre la acetilcolina y así intervenir en el control de la inflamación crónica y con ello modular la conducta de enfermedad

Los dos puntos más comunes para realizar este efecto, según los trabajos consultados son: 20DU (Bai Hui) y el 14DU (Da Zhui).

El equipo del Dr. Zhang H. et al. (2014)[170], en su publicación: *Effect of manual acupuncture stimulation of "Baihui" (GV 20) and "Dazhui" (GV 14) on contents of 5-HT, dopamine and ACh and expression of 5-HT mRNA, DA mRNA and AChE mRNA in the hippocampus in methamphetamine addiction rats.* Investigó en el terreno de las adicciones. Su trabajo se centró en observar el efecto de la estimulación de acupuntura manual sobre los cambios de los niveles de neurotransmisores, monoaminas, en el hipocampo y la expresión de 5-hydorxytryptamine (5-HT) mRNA, la dopamina (DA) mRNA y acetilcolina esterasa (AChE) mRNA en ratas con adicción a la metanfetamina, así como para explorar su mecanismo subyacente a la mejora de la drogadicción. Sin embargo, lo que nos interesa es saber qué pasó con la acetilcolina. La punción se hacía una vez al día durante 15 días. Se aplicó acupuntura en "Baihui" (GV20) y "Dazhui" (GV14) una vez al día durante 10 días. Se midió el contenido de 5-HT, DA, la acetilcolina (ACh) y la AChE por ELISA. Los resultados fueron: en comparación con el grupo de control normal, los contenidos de 5-HT, DA, ACh y AChE y los niveles de expresión de ARNm de5-HT, DA mRNA y AChE mRNA se incrementaron significativamente ($P<0,01$, $P<0,05$). Después de la intervención de la acupuntura, los niveles de los índices anteriormente mencionados fueron uniforme y significativamente regulados en el grupo de acupuntura manual (P <0.01, P <0.05). Con estos datos, llegaron a las siguientes conclusiones:

"La estimulación de acupuntura manual de GV20 y GV14 puede ajustar cambios en la metanfetamina inducidos por la adicción de algunos neurotransmisores y los niveles de expresión de 5-HT, genes DA y AChE. Es evidente que este trabajo no estaba enfocado hacia la acción antiinflamatoria de la acetilcolina a nivel de la inflamación, pero nos dice que estos puntos la pueden movilizar y es posible que se pueda plantear una investigación en este sentido."

Wang Q. et al (2012)[171]: Electroacupuncture pretreatment attenuates cerebral ischemic injury through α7 nicotinic-acetylcholine receptor-mediated inhibition of high-mobility group box 1 release in rats.

En este estudio, se evaluó el efecto de la EA de tratamiento previo sobre la expresión de los receptores de acetilcolina nicotínicos α7(α7nAChR), utilizando el modelo de isquemia-reperfusión de la isquemia cerebral focal en ratas. Las ratas fueron tratadas con EA en el punto de acupuntura "Baihui" (GV20) 24h antes de la isquemia cerebral focal que fue inducida durante 120 min por oclusión de la arteria cerebral media. Las puntuaciones neuro-conductuales, volúmenes de miocardio, la apoptosis neuronal, y los niveles de HMGB1 se evaluaron después de la reperfusión. Se utilizó el agonista α7 nAChRPHA-543613 y el antagonistaα-bungarotoxina (α-BGT) para investigar el papel de la α7nAChR en la mediación de los efectos neuroprotectores. Los papeles de la liberación α7nAChR y HMGB1 en la neuroprotección se probaron más en cultivos neuronales expuestos al oxígeno y glucosa privación (OGD). Los resultados son concluyentes, pues demuestran que el pretratamiento con acupuntura protege fuertemente el cerebro contra una lesión isquémica cerebral transitoria e inhibe la liberación de HMGB1 a través de la activación α7nAChR en ratas. Estos hallazgos sugieren el aprovechamiento de los efectos antiinflamatorios de la activación α7nAChR, a través de la acupuntura o estrategias farmacológicas, en el ictus cerebral.

Como se puede comprobar, la revisión de la relación entre la acupuntura y la acetilcolina y sus vías de acción, es decir, sus mecanismos colinérgicos tanto del cerebro en general como de áreas concretas como el hipotálamo, el tálamo, el locus coeruleus, el complejo caudal-putamen y la corteza, están seguramente involucrados en la producción de analgesia acupuntural. Sin embargo, los papeles de los mecanismos colinérgicos periféricos todavía están en disputa, aunque confirmado por un cierto número de resultados positivos indirectos, como se ha podido corroborar.

Conclusión: Sin duda es necesario seguir avanzando en la toma de evidencia a nivel de las relaciones entre inflamación y cambios de conducta, sin embargo la evidencia actual es abrumadora, en este sentido sucede lo mismo con la acupuntura, cada día existen más evidencias que señalan que la acupuntura tiene acciones sobre el proceso inflamatorio crónico y como este proceso puede estar detrás de multitud de patologías que tienen un cuadro común, los síntomas de enfermedad, por ello, en una medicina preventiva y sistémica debemos de unir esfuerzo para encontrar mecanismos de modulación neuroinmunoendocrina (MNIE) que nos ayude a mejorar la calidad de vida de nuestros pacientes.

Capítulo XV. A nivel de nuevas estructuras anatómicas:

Conductos de Kim Bong Han.

Esta teoría es sin embargo algo confusa y debe de corroborarse más, es decir o validarse o refutarse. Desde mi punto de vista se están llevando muy lejos las premisas de esta. Cualquier descubrimiento científico tiene que ser prudente en su generalización, al igual que con la física cuántica en las teorías de Kim Bong Han a mi modo de pensar esta sucediendo lo mismo. Se están llevando muy lejos sus ideas, y sin justificación alguna. Eso es peligroso, porque de algo que puede ser bueno al final se confunde al publico y se acaba por olvidar. Un problema muy común en las terapias complementarias donde por lo visto es muy fácil generalizar y no tener la responsabilidad de justificarlo, al amparo de que es "imposible", o que la ciencia no puede o tonterías que como un mándala coloreado no para de repetir ciertos sujetos de la new age.

Pero no dedicarle un capitulo seria un error, pues creo que va por muy buen camino. Pues de algún modo integra todo lo anterior y de estar en lo cierto la acupuntura científica dará un paso de gigante en su comprensión, pero como señale, quitándole primero todo el furor metafísico.

Como vemos la ciencia nos abre las puertas con nuevos descubrimientos que nos pueden arrojar luz en nuestro empeño a la hora de encontrar el cómo funciona la acupuntura. Todos los puntos tratados anteriormente nos explican en parte solo ciertos mecanismos que pueden explicar someramente parte de lo que observamos. Sin embargo, la teoría de Kim Bong Han, puede que sea la teoría que más peso nos pueda dar a la pregunta que todos buscamos **¿cómo funciona la acupuntura?**, Creo sinceramente que los descubrimientos de Kim responden a esta pregunta en parte, y por otro lado comete un error, ya que puede explicar como la acupuntura puede enlazar todas las reacciones del cuerpo, pero no que son los meridianos, como algunos incluido el propio Kim quiso explicar.

En uno de mis libros más provocativos hablo profundamente de la relación entre la teoría de Kim[172,173] (1916-1966), y la mía con respecto a la pregunta fundamental ¿Qué es, o que son los Meridianos? Estos párrafos son extraídos de ese libro, "**Meridianos y campos morfogenéticos**"[174], en mi trabajo concluyo que los conductos de Bong Han <u>no son los meridianos propiamente dicho</u>, sino que son los primeros campos morfogenéticos que se manifiestan en la materia y que son un sistema más, **como los nervios, los vasos etc…** y que sin la menor duda explican mejor que ningún sistema orgánico la acción misteriosa de la acupuntura, si de verdad se confirma su existencia.

Ahora si los conductos de Kim existen, que no está claro, tampoco serían el intersticio del que hablamos en capítulos anteriores, seria otra estructura más orgánica que por su tamaño microscópico no se identificó antes.

Aunque tengo que señalar que sobre la existencia de estos conductos hay cierta controversia, pero después de mis investigaciones cada vez encuentro más evidencia a favor, por lo tanto, no la descarto, en mi libro hablo en profundidad de todo esto, aquí solo voy a señalar este apasionante mundo y sus posibilidades.

15.1 Conductos de Bonghan y el huevo de la vida

Creo necesario explicar un poco la teoría de este autor. Kim Bong Han de origen coreano, presentó su tesis: *"Conductos de Bonghan y el huevo de la vida"*, en 1961. Según el autor los famosos conductos de Bonghan están presentes tanto en los órganos como en tejidos, y en todo tipo de animales incluidos el ser humano y sospecho que dentro de poco también se encontraran en los vegetales, es muy posible que la teoría de Kim sea una de las mayores aportaciones de la investigación aplicada a la MOR y PNA, y con ello apoye nuestras hipótesis. Estos nuevos descubrimientos se han llevado a cabo por multitud de autores, aunque curiosamente los trabajos llevados a cabo por los chinos no han podido demostrar su existencia (Li, 2001)[175], esto nos hace sospechar dos cosas:

a) que no existen,
o b) que los chinos no quieren que existan,

Pues revisando la literatura más reciente 2009 por Soh[176] y Ogay[177] apuntan a nuevas evidencias, en este sentido, todos ellos avalados gracias a los avances tecnológicos con métodos basados en los tubos fotomultiplicadores (PMT). Hoy en día tenemos evidencia de la existencia de ellos en: hígado[178,179], corazón[180,181], pulmón[182], nervios[183], y músculos[184,185], piel[186,187]. Todo esto ha generado posibles aplicaciones diagnosticas[188,189], además de presentar viables explicaciones sobre los de la acupuntura y como esta actúa en el organismo. Quizás los conductos de Bonghan sean uno de los mecanismos por donde se trasfiere el Qi, tienen muchas semejanzas con las teorías de Penrose, Hameroff y J.Oschman entre otros, que explico en el citado libro.

Esto nos abre la posibilidad de señalar nuevas vías no estudiadas de comunicación entre las células y órganos a larga distancia, utilizando para ello *señales electromagnéticas*. Presman[190] sugiere que puede haber un sistema de comunicación que envía mensajes simultáneamente a todos los órganos, incluidos los que no se encuentran unidos por el sistema nervioso. Aquí podríamos encontrar explicaciones a los fenómenos observados en la Rmf que hemos expuesto. Presman nos habla de nuevas vías que podrían explicar el efecto de la acupuntura.

Creo que la teoría de Kim Bong aún puede arrojarnos luz en este sentido, esto es como mínimo importantísimo para dar cabida a otras teorías, que abarquen toda la realidad. Como decía mi profesor de ciencias, si arrojo una moneda al aire siempre caerá, pero si una vez de un millón de veces se quedara flotando, este fenómeno, rompería con todo lo anterior, aunque solo sucediera una vez, sería digno de estudio. Presman propuso que las señales electromagnéticas están involucradas en este fenómeno, esto apoyaría los datos observados en los animales en cuanto su relación con la sensibilidad y percepción de estos campos electromagnéticos, esas propiedades muchas veces consideradas extrañas en el comportamiento de los animales. Por otro lado, esto cuadraría con las teorías de Kim. Sigamos con Kim Bong Han pues tenemos que entender en profundidad sus trabajos, este científico se introdujo en el estudio de la naturaleza o posible naturaleza de la existencia de los meridianos en animales, para ello utilizo el Isótopo radioactivo del fósforo, el famoso P32. Lo inyectaba en conejos en diferentes puntos de acupuntura, para poder observar cómo se distribuía por las diferentes zonas anatómicas, estas intervenciones invasivas las monitoreaba con técnicas de microautorradiografía.

Gracias a esto demostró que existían unas conducciones que formaban parte de un fino sistema de túbulos (de aproximadamente 0,5 a 1,5 micras de diámetro). Lo sorprendente según Kim es que coincidía con la localización de los meridianos, tanto los principales como los maravillosos y todas sus redes y colaterales. Es decir, demostró supuestamente la existencia de la red cibernética. Por otro lado, demostró que si el P32 se inyectaba en zonas que no eran puntos de acupuntura esto no sucedía, por ello, postulo que no tenía nada que ver con vasos, nervios o sistema linfático. Hasta aquí todo bien, sin embargo, lo que realmente encontró eran finos conductos que se diseminaban de forma difusa por el organismo, no quiero que el lector piense que lo que aparecía bajo sus ojos eran los flamantes meridianos descritos en los manuales.

El comentario de Kim de que eran los meridianos fue una manera optimista de decir lo que vio, pero no existen fotos de esa realidad descrita, solo tramos milimétricos de su existencia y evidencia de que se encuentran esos isótopos en zonas donde la explicación neuroanatomía no lo puede explicar, por ello, sostengo que son canales físicos que trasmiten información, de forma parecida a como lo hacen los nervios, pero en este caso no por señales nerviosas sino por fotones y a través de otros *tejidos*. Además, hay teóricos como Kellner que comentan que estos finos conductos son subproductos que se originan en los portaobjetos de las preparaciones histológicas (Fenix Mann)[191] lo digo, para que el lector este informado tanto por los que avalan estas teorías como por los que no.

Los trabajos de Kim se han visto avalados por los descubrimientos del equipo de otro investigador en este caso francés acontecimiento que da aire nuevo a estas investigaciones, pues parece que sea un competición entre los Koreanos y los Chinos, hablo del caso Pierre de Vernejoul (et al)[192] corroborado lo hecho por el equipo de Kim en este caso se aplico en humanos, para ello se inyectó tecnecio radioactivo 99m en diferentes puntos de acupuntura, se pudo observar que la absorción del isótopo se distribuía por los meridianos (en realidad lo que se observo es que se distribuía por finas líneas, de microtúbulos). Esto se pudo corroborar gracias a la cámara de gammagrafía. Por otro lado, Vernejoul aparte de comprobar y corroborar los descubrimientos de Kim detecto la rapidez en la cual se distribuía este marcador, demostrando que recorrería una distancia de 30 cm en los primeros cuatro o seis minutos, mientras que la inyección del mismo isótopo en puntos de la epidermis elegidos al azar, o bien buscando deliberadamente las vías venosas o las linfáticas, no producía ninguna difusión comparable. Todos estos hallazgos señalan otra vía de comunicación que antes no se tenía en cuenta, que podría explicar los fenómenos encontrados en la acupuntura, descritos anteriormente. Kim llego a realizar estudios del tejido en conejos buscando dichos túbulos, encontrando que existían varios nieves, tanto a nivel superficial como profundo, llamando a los profundos canalículos internos, constituían unos túbulos en flotación libre a través de los vasos sanguíneos y linfáticos, con los que se entrecruzaban presentando puntos de penetración y salida. En estos conductos internos, los fluidos generalmente se desplazaban en el mismo sentido que la sangre y la linfa en los vasos correspondientes, pero determinadas circunstancias se daba el caso de que fluían en el sentido contrario. Gran hallazgo que sin duda irán refutándose o reforzándose. Es esencial entender que estos fluidos a veces discurrían en sentido contrario al sanguíneo, sugiere que su dinámica y función son diametralmente distintas y concuerda con las teorías de los meridianos, que circulan según otras leyes. Según nuestra teoría de los campos morfogenéticos, es decir de la génesis de los meridianos tenemos que saber que los meridianos han servido de guía espacial para el crecimiento y el desarrollo de estos sistemas: circulatorio, el nervioso, el linfático y todo en general cuando estaban en vías de formación; al desarrollarse los vasos sanguíneos, así como los nervios y de más tejidos en ocasiones han crecido alrededor de los meridianos, y de ahí la apariencia de que estos entran y salen con respecto aquéllos.

Kim postulo la existencia de diversos túbulos que llamo canículas intra-externas, y canículas neuronales que estaban todas conectadas entre sí.

Aquí podemos observar esas líneas que Kim denomino Canículas, estas se confundían con fibrina, dado su tamaño y naturaleza antes no se vieron o se confundieron.

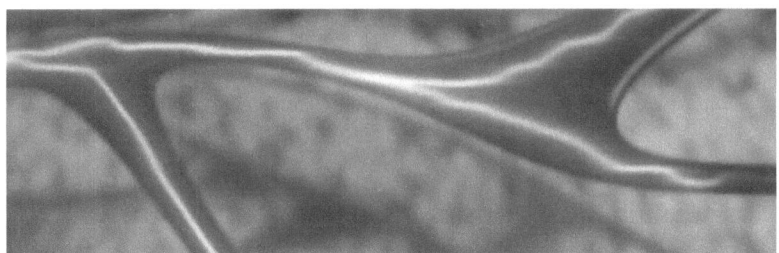

La foto anterior, es una representación gráfica de la existencia de estos canales incluso dentro de las arterias y venas, Dr. Soh. Kim demostró que estos túbulos alcanzaban el *núcleo de las células*, es decir, influían directamente sobre el material genético. Este hecho de confirmarse sería muy importante, aunque debemos de ser cautelosos en este tipo de confirmaciones, hasta no tener mucha más evidencia. Aun así, estas teorías de ser ciertas avalarían o reforzarían las teorías de uno de los mayores físicos de la actualidad el Dr. Penrose, que nos habla del cómo se trasmite la información por estructuras que bien podrían ser estas (ver libro: Meridianos y campos morfogenéticos).

Por otro lado, a diversos intervalos sobre esto meridianos se hallaron unos corpúsculos especiales, que se encuentran justo en los puntos de acupuntura, como podemos ver en esta fotografía, (recreación virtual).

El fluido extraído de estos túbulos presenta concentraciones elevadas de ADN, ARN, aminoácidos, ácido hialurónico, dieciséis tipos de nucleótidos libres, adrenalina, corticosteroides, estrógenos y otras sustancias hormonales en proporciones muy diferentes de las que se hallan normalmente en la corriente sanguínea. Como vemos los puntos serían llaves de acción en todo el sistema cibernético. La concentración de adrenalina en el fluido de los meridianos duplicaba el nivel normal en suero, y en un punto de acupuntura se halló un nivel de adrenalina diez veces superior. La presencia de hormonas y de adrenalina en el fluido de los canalículos indudablemente apunta a una conexión entre el sistema de meridianos y las glándulas endocrinas del organismo. En el caso de confirmase todo esto, estaríamos en una teoría convincente del porque la acupuntura es eficaz y el cómo o por lo menos nos explicaría otros caminos implicados en la acción de la acupuntura.

Kim sostenía que los canalículos terminales conectaban directamente con los núcleos celulares, y así sostenía que son los centros de control genético de dichas células. Además, se apoyaba en ello según él al descubrir la presencia de ácidos nucleídos y de hormonas como los corticosteroides en el fluido de los meridianos. Estas hipótesis son importantes y muy serias, desde mi modesto punto de vista *necesitan muchísima más investigación,* pues decir que los meridianos o estos conductos terminan en *el mismo núcleo de la célula* es muy arriesgado si no se tienen las suficientes pruebas, y más si no se apoya por descubrimientos independientes, cuando digo independientes digo que existan más fuentes que las aportadas por el propio investigador[5], pero aún así es importante leer sus conclusiones, por ejemplo, Kim realizó una serie de experimentos para corroborar la importancia de la continuidad entre los meridianos y determinados órganos del cuerpo a través de los sistemas profundos.

En este caso resecó el meridiano del hígado de una rana, estudiando luego las alteraciones microscópicas de los tejidos del hígado[6]. Después de la práctica de la resección de dicho meridiano observó que los hepatocitos se dilataban, con un notable enturbiamiento del citoplasma. A los tres días el órgano entero presentaba síntomas de seria degeneración vascular. Estos resultados fueron reproducidos mediante series de experimentos de naturaleza similar. Kim estudió también la modificación de los reflejos neurales consiguiente a la resección de los túbulos meridianos perineurales; a los 30 minutos de la intervención el tiempo de reacción refleja había aumentado en más de 500% permaneciendo en estas condiciones durante 48 horas, salvo algunas fluctuaciones menores. En conjunto parece que estos trabajos confirman la teoría clásica china de la acupuntura, según la cual los meridianos suministran a los órganos del cuerpo fluido nutritivo especial. Basándose en sus numerosos experimentos Kim extrajo la conclusión de que el sistema de los meridianos

---

[5] Todos sabemos que hay bastante rivalidad entre Corea y China en estos asuntos, los chinos niegan la existencia de estos conductos. Por otro lado, Soh et al, (2009) afirma que estas teorías aún no se han confirmado del todo.

[6] Keller señala que esto que Kim encuentra no son más que subproductos de los portaobjetos. Esto me recuerda a los focos de Hammer, donde sus detractores dicen que sus focos son errores de las maquinas. (ver nueva medicina germánica)

no es solo una red, sino que además alcanza todos los núcleos celulares de los tejidos. Mi intención en este apartado era señalar esta evidencia que sin duda deberá de ser más explorada, pero no por ello ignorada o soslayada.

Capítulo XVI. Las iniciativas para hacer la acupuntura una ciencia.

Stricta.

16.1 STRICTA: bases científicas de nuestro modelo.

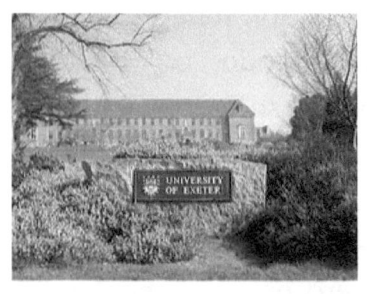

En la universidad de Exeter en el año 2001, se reunieron un grupo de acupuntores internacionales, con experiencia en la investigación y con un interés común, a saber; desarrollar criterios para la presentación de estudios de acupuntura[193], desarrollar unos criterios que pudieran de algún modo hacer que la acupuntura tuviera el rango de ciencia que se merece. Pues debemos de ser conscientes del movimiento escéptico que hay detrás de esta ciencia, y todo lo que sea a favor del desarrollo de evidencia y ciencia en nuestro sector será de alto valor. Estos criterios mejorarían unos existentes llamados: Consolidated Standards for Reporting Trials, el famoso **CONSORT**[194]. El objetivo de este grupo era adaptarlos de algún modo a la acupuntura, en este caso al proyecto se le llamo: Standards for Reporting Interventions in Controlled Trials of Acupuntura, **STRICTA**. *Estándares para la documentación de intervenciones en ensayos controlados de acupuntura.*

Esto genero que varios editores de revistas medicas importantes evaluaron la iniciativa, sobre todo los que en sus revistas publicaban artículos de acupuntura, y así aumentar el rigor nuestra profesión.

Debían de cumplir un diseño más riguroso, una mejor presentación de sus resultados, pues como sabemos, una de las mayores críticas lanzada sobre la acupuntura ha sido y es su poca rigurosidad y calidad en sus trabajos, fallos en la metodología, transparencia etc… Que nos hace presa de la crítica y con razón.

En la actualidad existen cinco revistas en ingles que publican asiduamente temas relacionados con la acupuntura, que han adoptado estas normas. Sin embargo, el proyecto debe de seguir actualizándose continuamente, de hecho, se incita a que los investigadores participen activamente[195]. Se nos invita a los lectores a comentar sobre la lista de verificación de STRICTA directamente al coordinador del grupo STRICTA, identificando vacíos o áreas de ambigüedad y sugiriendo mejoras y adiciones. Estas contribuciones se incluirán en la próxima ronda de redacción.

A continuación, voy a señalar los 6 puntos tratados por este consenso:

16.2 Los seis puntos STRCITA.

Intervención	Punto	Descripción
Concepto de acupuntura	1	>Tipo de acupuntura >Enfoque del tratamiento (síndromes chinos, terapia segmentaria, puntos gatillo) en individualización, en caso de realizarse. >Fuentes bibliográficas que respaldan el enfoque
Técnicas de inserción	2	>Puntos utilizados (Uni o bilateralmente) >Numero de agujas >Profundidad, en Cun >Respuestas desencadenadas (De QI o espasmo local) >Estimulación de la aguja (Manual, electroacupuntura) > Tiempo de permanencia de las agujas >Tipo de aguas
Modalidades de tratamiento	3	>Número de sesiones > Intervalo de las sesiones
Intervenciones simultáneas	4	>Otras intervenciones. (fitoterapia, EA, AL etc.)
Cualificación de los	5	>Duración de la formación recibida >Años de experiencia clínica >Experiencia con el problema concreto

terapeutas		
Intervenciones de control	6	>Efecto deseado de la intervención de control en cuanto a la problemática médica en cuestión y si es adecuado enmascaramiento de los participantes (p. Ej., Intervención activa de comparación, acupuntura simulada penetran mínimamente, o sin penetrar, y controles inertes) > Explicaciones proporcionadas a los pacientes que reciben el tratamiento o la intervención de control >Detalles de la intervención de control (descripción precisa, ver punto 2) >Fuentes que fundamentan la selección de la intervención de control

Conceptos sobre la acupuntura

Es importante tener claro siempre los siguientes puntos, lo primero será tener siempre una buena descripción del tipo de acupuntura que se va a aplicar, es decir en este sentido, a) si va a ser con una base teórica oriental u occidental. b) tendremos que describir exactamente el tratamiento escogido, detallando el diagnostico, los puntos y las técnicas usadas en los mismos.

Si por algún motivo el protocolo prevé una individualización de este, se deberá explicar el ¿por qué?

Y, sobre todo, citar la literatura científica al respecto, la opinión de los expertos, resultados de otras investigaciones. Se deberá de describir la localización del punto, señalar si es punción unilateral o bilateral. Deberá de indicarse el número de punturaciones (cuando se utilice una puntura fija), o como valor medio y rango (Cuando el número varíe). Así como la profundidad, que se reflejara en cuns, o indicando la capa alcanzada (Tejido subcutáneo, musculo, fascia o periostio) o en milímetros.

Y si la inserción encontró del De QI, o fue sobre acción gatillo o provoco espasmo, o si se uso electro acupuntura, en este caso obvio señalar, el tipo de corriente, la amplitud y frecuencia, así como el tiempo de permanencia de las agujas.
Y luego, se debe de describir el tipo, modelo de aguja y características de esta.

Modalidades de tratamiento.

En este punto se habla del número de sesiones, intervalos. Si esto varia de un paciente a otro, será necesario indicar el valor y el rango.

Intervenciones simultáneas.

En este caso se refiere a terapias o técnicas que complementen el tratamiento (ventosas, moxa etc..) o tratamientos que se autorealice el paciente, por ejemplo, Qigong, o sobre cambios de conducta por ejemplo dietas etc… todo esto debe de reflejarse.

Cualificación de los terapeutas

En este caso se habla de la preparación del personal. Periodo de formación de los terapeutas, años de experiencia, y su experiencia con respecto al problema que se plantea. Además, será de constar cualquier otra cualificación que sea relevante para el estudio.

Intervención de control.

Como en cualquier estudio deberá de especificarse la selección de la intervención de control y el efecto que se persigue con respecto a la cuestión que se investiga y toda la metodología del estudio. Las fuentes, bibliografía etc…

Será siempre importante especificar para que vamos a usar la acupuntura simulada (sham) como control.

Si se estima que la acción esta mediada por acciones neurológicas, químicas etc…

Por otro lado, se debe de hacer constar hasta como se habló con el paciente sobre la Sham, por ejemplo: La designación de la acupuntura simulada como «otro tipo de acupuntura» influye de manera distinta sobre los resultados que, por ejemplo, la paráfrasis «no es acupuntura, sino una experiencia parecida a la acupuntura». La credibilidad del procedimiento de control, que a menudo depende de si se seleccionan pacientes que no han sido tratados anteriormente con acupuntura, debe comprobarse y documentarse.

Lecturas recomendadas.

Edzard Ernst, Adrian White. (2001). "Acupuntura uma avaliacáo científica" Manole

Dr. Edgardo López. (2005). "Neurofisiología de la Acupuntura" Serendipidad

Moltó Ripoll. (1016). "¿Qué es la Psiconeuroacupuntura? PNA.

VIDEOS RECOMENDADOS.

EXPLICADO A LOS MÉDICOS LO QUE HACEMOS.
HTTPS://YOUTU.BE/RXAAHDGIOV8

VIDEO DE EXPLICACIÓN SOBRE LA PNA.
HTTPS://YOUTU.BE/ZAPXUFS5R8A

COMO LO QUE PUEDE APORTAR LA ACUPUNTURA A LA PLASTICIDAD NEURONAL.
HTTPS://YOUTU.BE/NYSMOV4CGEC

Bibliografía:

---

1 Moltó Ripoll. Hugo Liborio. Julia Araujo (2019). IV Conferência Internacional de investigaçao em saude. <<Acupuntura Inflamación y conducta. (Porto). Lisboa

2 C.M Giovanardi. (2012). "Investigación en acupuntura. Problemas para resolver". Journal of TCM nº71.
3 Martin J. et al. (2012)." Eficacia de la acupuntura en el asma" Eur respir. J.2002 Oct (20)846-52
4 Alfredo Embid, (2000). "Enciclopedia Medicina China, 1194 puntos para acupuntura y moxibustion, masaje y qi gong. Ediciones Medicina Complementarias.
5 http://www.departamentoinvestigacion.com/publicaciones/bases-de-datos/
6 Casimiro, et al (2004) "Electroacupuntura y acupuntura en el tratamiento de la AR". The Cochrane Library.
7 Moltó Ripoll.J. P (2019). "La diferenciación de Síndromes en Medicina China" Editorial PNA. Amazon
8 http://www.giemi.com/
9 Dr. Harry A Leibovich, LicLyna N.Z, L. (2008). "Terapias de avanzada" Cap 2, Ediciones TdeA.
10 Hawking, S. (1991), "Historia del tiempo" Grijalbo.
11 ROGER PENROSE, (2012), "LAS SOMBRAS DE LA MENTE", CRÍTICA. ROGER PENROSE, (2007), "LA NUEVA MENTE DEL EMPERADOR", DEBOLSILLO.
12 Moltó Ripoll. J.P (2018). Acupuntura Científica Basada en la Psiconeuroinmunoendocrinología. Editorial PNA. Letreame.
13 M. Dubourdieu. M.L Nasi. (2017). "Cáncer, y Psico-Neuro-Inmunología". Edit Nativa.
14 N. Weiner. (1948). "Cybernetics". Nueva York, Wiley.
15 Marcelo Pakman. (2006). "Obras escogídas de Heinz von Foerster: Las semillas de la cibernética". Gedisa Editorial.
16 F. Capra (1995). "El Tao de la Física" Edit sirio.
17 Silverberg, (1984). "The autopsy and cáncer" Jun;108(6):476-8
18 Manser, R.L et al. (2005). "Incidental lung cancers identified at coronial autopsy" respiratory medicine, vol 99, Issue 4, 501
19 Zahl P.H et al (2008). "The natural history of breast cáncer detected by screening Mammography". Med: 168:2311-6
20 Zahl P.H et al (2010). "The natural history of breast cáncer detected the swedish Mammography screnning programme: a cohort study". Lacet Oncol: 12:1118-24
21 Nasi. M.L (2017). "El cáncer como camino de sanación. Claves para restablecer el equilibrio perdido". Paídos.
22 W. Reich "La biopatía del cácer".
23 Capra (2000) "La trama de la vida" Editorial Anagrama.
24 Dobourdieu (2014) "Psicoterapia integrativa PNIE" psicolibros Waslala
25 Moltó Ripoll. (2018) "Meridianos y campos morfogenéticos" Editorial PNA.
26 Moltó Ripoll. (2018) "Acupuntura científica basada en la PNIE" Edotirial Letreame.
27 Sterling P, Eyer J. (1988). "Allostasis: a new paradigm to explain arousal

patology".
28 McEwen. B. (1999). "Stress and hippocampal plasticity". Anual Neuroscience, 105-122
29 Arias Arzt, Bonet, et al, (1998). "Estrés y procesos de enfermedad" Ed. Biblos.
30J.Gebel. Mecanotransducción y transducción de señales a través del tejido conjuntivo. Departamento de Anatomía y Biología celular, Universidad Ernst Moritz de Greifswald.
31Kawakita K. Shinbara H, Imai K et al. How do acupuncture and moxibustionact? – Fucosing on the progress injapaneseacupunture research. J. Pharmacol. Sci.
32Lewith GT, White PJ, Kaptchuk TJ. Developinga research strategy for acupuncture. Clin, J Pain.
33Moffet HH. How might acupunturewirk? A systmaticreview of physiologic rationales from clinical trials.BCM. Complement. Altern.
34 Murillo Diaz. Tesis doctoral, "Estudio morfológico y funcional critico de los puntos de acupuntura" Facultad de medicina. Universidad de Zaragoza.
35Moltó Ripoll. J.P. Una perspectiva de la Inteligencia Artificial en su 50 aniversario. Campus multidisciplinar en Percepción e Inteligencia. CMPI-2006. Sección de percepción e inteligencia Bio-inspiradas. 84-689-9560-6.
36 https://documat.unirioja.es/servlet/libro?codigo=539290
37MaRenhai. Instituto de Acupuntura y Moxibustión de la provincia de Shandong.
38Ji Ping. Hospital Qiafonshan de Shandong.
39ShaGuier. LiuXinmin. Hospital Qiafonshan de Shandong.
40 Wang Zhonggxiang. Instituto materno infantil de Jinan.
41Xu chao. Acciones de la CCK, neuropéptido y calcitoningenerelatedpeptide CGRP en la regulación del flujo cerebral y la isquemia cerebral. Serial Neural. 1991; (1): 33
42Chomczynski P, Sacchi N. Single-step meted of RNA isolated by acid guanidiumthiocyanete-phenal-chloneorm extraction" Anal Biochem.1987; 162 156.
43 Han Jisheng et al. Efectos de la CKK-octopéptido resistente al suero sobre la inversión de la tolerancia de la electroacupuntura. Boletín Científico 1985; 30 (6): 480
44 Liang X-B., Liu X-Y., Li F-Q., Luo Y., Lu J., Zhang W-M., Wang X-M., Han J-S. Long-term high-frequency electro-acupuncture stimulation prevents neuronal degeneration and up-regulates BDNF mRNA in the substantianigra and ventral tegmental area following medial forebrain bundle axotomy. Molecular BrainResearch, 2002; 108: 51–59.
45 http://www.departamentoinvestigacion.com/publicaciones/bases-de-datos/acudoc-pro/
46 Z.H. Cho, C.S. Na, E.K. Wang, S.H. Lee, L.K. Hong et al. "Resonancia magnetic 11 pesquisas de investigación". Revista Medicina Chinesa. http://www.ebramec.com.br/revistachinesabrasil.htm

47 Moltó Ripoll, Botella Mira. (2014)." Psiconeuroacupuntura: un puente de unión entre oriente y occidente". Actas del congreso.
48 Moltó Ripoll. J.P, (2008). "Cáncer: Su tratamiento con acupuntura y psiconeuroacupuntura" editorial Dilema. (2013) "Forma y Cáncer" Editorial PNA.
49 Moltó Ripoll. J.P. (2012) Congreso de Medicina China y Psiconeuroacupuntura, "Forma y Cáncer". Madrid.
50 Lu Mei. Facultad de Acupuntura y Moxibiustión y Tuina del Instituto de Medicina Tradicional Henan, Zhenzhou. 45003.
51 Chinese Acupuntura &Moxibustion 81997. Nº10, pag 583.
52 Experiencias del DrQiuBaoGuo. Han Wei Feng. Hospital anexo del instituto de investigación de MTC, provincia de Henan.
53 Antoni Ribas (2014). "El Sistema Inmune exhibe sus armas contra el cácer". El País 26/nov/2014,
54 Kim DJ, Park SH, Seo JC, Kim KS, Sohn KC, Shin IH, Ryoo HM. (2014). "Efficacy of saam acupuncture treatment on improvement of immune cell numbers in cancer patients: a pilot study". J Tradit Chin Med. 2014 Oct;34(5):550-4
55 Pais I, et al (2014). "Effects of acupuncture on leucopenia, neutropenia, NK, and B cells in cancer patients: a randomized pilot study.". Evid Based Complement Alternat Med. 2014; 2014:217397. doi: 10.1155/2014/217397. Epub 2014 Jul 24.
56 Zitvogel L, Kepp O, Kroemer G. Immune parameters affecting the efficacy of chemotherapeutic regimens. Nature Reviews Clinical Oncology. 2011;8(3):151–160.
57 Dunn GP, Old LJ, Schreiber RD. The immunobiology of cancer immunosurveillance and immunoediting. Immunity and Immunoediting. 2004;21(2):137–148.
58 Mordoh J, Levy EM, Roberti MP. Natural killer cells in human cancer: from biological functions to clinical applications. Journal of Biomedicine and Biotechnology.2011;2011:11 pages.676198
59 Nüssler NC, Strange BJ, Petzold M, Nussler AK, Glanemann OGM. Reduced NK-cell activity in patients with metastatic colon cancer. Experimental and Clinical Sciences.2007;6:1–9.
60 Kang D-H, Park N-J, McArdle T. Cancer-specific stress and mood disturbance: implications for symptom perception, quality of life, and immune response in women shortly after diagnosis of breast cancer. ISRN Nursing. 2012; 2012:7 pages.608039
61 Joos S, Brinkhaus B, Maluche C, et al. Acupuncture and moxibustion in the treatment of active Crohn's disease: a randomized controlled study. Digestion. 2004;69(3):131–139.
62 Kavoussi B, Ross BE. The neuroimmune basis of anti-inflammatory acupuncture. Integrative Cancer Therapies. 2007;6(3):251–257
63 Takahashi T, Sumino H, Kanda T, Yamaguchi N. Acupuncture modifies immune cells. Journal of Experimental and Clinical Medicine. 2009;1(1):17–22

64 Arranz L, Guayerbas N, Siboni L, De la Fuente M. Effect of acupuncture treatment on the immune function impairment found in anxious women. The American Journal of Chinese Medicine. 2007;35(1):35–51

65 Keun Kim C, Gi SC, Sang DO, et al. Electroacupuncture up-regulates natural killer cell activity: identification of genes altering their expressions in electroacupuncture induced up-regulation of natural killer cell activity. Journal of Neuroimmunology. 2005;168(1-2):144–153

66 Choi GS, Han JB, Park JH, et al. Effects of moxibustion to zusanli (ST36) on alteration of natural killer cell activity in rats. The American Journal of Chinese Medicine.2004;32(2):303–312.

67 Kim SK, Bae H. Acupuncture and immune modulation. Autonomic Neuroscience: Basic and Clinical. 2010;157(1-2):38–41.

68 Langevin HM, Churchill DL, Fox JR, Badger GJ, Garra BS, Krag MH. Biomechanical response to acupuncture needling in humans. Journal of Applied Physiology. 2001;91(6):2471–2478.

Lu W, Matulonis UA, Doherty-Gilman A, et al. Acupuncture for chemotherapy-induced neutropenia in patients with gynecologic malignancies: a pilot randomized, sham-controlled clinical trial. Journal of Alternative and Complementary Medicine.2009;15(7):745–753.

70 Greten HJ. Kursbuch Traditionelle Chinesische Medizin. 2nd edition. New York, NY, USA: Thieme; 2007

71 Kang D-H, Park N-J, McArdle T. Cancer-specific stress and mood disturbance: implications for symptom perception, quality of life, and immune response in women shortly after diagnosis of breast cancer. ISRN Nursing. 2012; 2012:7 pages.608039

72 Zhang S, Du Y. [Effects of warming needle moxibustion on improvement of gastrointestinal and immune function in patients with postoperation of colorectal cancer. Zhongguo Zhen Jiu. 2011;31(6):513–517.

73 Levy B. The acupuncture approach to the hypothalamus-pituitary-adrenal axis and its interaction with the sympathetic and parasympathetic systems. Journal of Biomedical Therapy. 2009;3(1):22–25.

74 Medawar.PB. (1967). "The art of the soluble".

75 Juan Pablo Moltó. (2019) "Acupuntura inflamación y dolor" ediciones Letreame. PNA.

76 Lucas Meroni. (2013). "Medicina china Avanzada: El Shen y las Neurociencias: acercamiento al pensamiento de la Medicina Oriental desde el paradigma neurocientífico." Ediciones PNA.

77 Zheng T.Z. ScientificAcupunctureTherapy (Ke Xue ZhenJiuZhiLiao Xue). Chongqing: Chongqing Scientific Acupuncture Institute, 1944.

78 Chiang CY, Chang CT, Chu HL, et al. Peripheral afferent pathway for acupuncture analgesia. Sci Sin 1973; 16:210–217

79 Cho ZH, Hwang SC, Wong EK, Son YD, Kang CK, Park TS, Bai SJ, Kim YB, Lee YB, Sung KK, Lee BH, Shepp LA, Min KT. Neural substrates, experimental evidences

and functional hypothesis of acupuncture mechanisms. Acta Neurol Scand, 2006; 113: 370–377.
80 Kagitani F., Uchida S., and Hotta H. Afferent nerve fibers and acupuncture. Autonomic Neuroscience: Basic and Clinical, 2010; 157: 2–8.
81 Zhang Z-J., Wang X-M., and McAlonan G. M. Neural Acupuncture Unit: A New Concept for Interpreting Effects and Mechanisms of Acupuncture. Evidence-Based Complementary and Alternative Medicine, 2012, Article ID 429412, 23 pages.
82 Hui K., Nixon E., Vangel M., Liu J., Marina O., Napadow V., Hodge S., Rosen B.R., Makris N. and Kennedy D. Characterization of the "deqi" response in acupuncture. BMC Complementary and Alternative Medicine 2007; 7:33
83 Zhang Z-J., Wang X-M., and McAlonan G. M. Neural Acupuncture Unit: A New Concept for Interpreting Effects and Mechanisms of Acupuncture. Evidence-Based Complementary and Alternative Medicine, 2012, Article ID 429412, 23 pages.
84 Li A-H., Zhang J-M., and Xie Y-K. Human acupuncture points mapped in rats are associated with excitable muscle/skin–nerve complexes with enriched nerve endings. Brain Research, 2004; 1012: 154–159.
85 Ahn AC, Park M, Shaw JR, McManus CA, Kaptchuk TJ, and Langevin H. Electrical Impedance of Acupuncture Meridians: The Relevance of Subcutaneous Collagenous Bands. PLoS ONE, 2010; 5 (7): e11907.
86 Ahn A.C., Colbert A. P., Anderson B. J., Martinsen O., Hammerschlag R., Cina S., Wayne P. M., and Langevin H. M. Electrical Properties of Acupuncture Points and Meridians: A Systematic Review. Bioelectromagnetics, 2008; 29:245-256.
87 Kagitani F., Uchida S., and Hotta H. Afferent nerve fibers and acupuncture. Autonomic Neuroscience: Basic and Clinical, 2010; 157: 2–8.
88 Zhang Z-J., Wang X-M., and McAlonan G. M. Neural Acupuncture Unit: A New Concept for Interpreting Effects and Mechanisms of Acupuncture. Evidence-Based Complementary and Alternative Medicine, 2012, Article ID 429412, 23 pages.
89 Kong J., Ma L., Gollumb R. L., Wei J., Yang X., Li D., Weng X., Jia F., Wang C., Li F., Li R., and Zhuang. A Pilot Study of Functional Magnetic Resonance Imaging of the Brain During Manual and Electroacupuncture Stimulation of Acupuncture Point (LI-4 Hegu) in Normal Subjects Reveals Differential Brain Activation Between Methods. Thejournal of Alternative and Complementary Medicine, 2002; 8 (4): 411-419.
90 Shacklock M. Neurodinamica Clínica: un nuevo sistema de tratamiento Musculoesquelético. Elsevier España, S. A.; 2007 1º edición. ISBN: 978-84-8086-221-9.
91 Levine J. D., Fields H. L., and Basbaum A. I. Peptides and the primary afferent nociceptor. Journal of Neuroscience, 1993; 13 (6): 2273-2286.
92 Shacklock M. Neurodinamica Clínica: un nuevo sistema de tratamiento Musculoesquelético. Elsevier España, S. A.; 2007 1º edición. ISBN: 978-84-8086-

221-9.

93 Holzer P. Neurogenic Vasodilatation and Plasma Leakage in the Skin. Gen. Pharmac., 1998; 30 (1): 5-11.

94 Lia A., Wanga Y., Xina G., Laoa L., Ren K., Bermana B. M., and Zhanga R-X. Electroacupuncture suppresses hyperalgesia and spinal Fos expression by activating the descending inhibitory system. Brain Res, 2007; 1186: 171–179.

95 Lin Jaung-Geng and Chen Wei-Liang.Acupuncture Analgesia: A Review of Its Mechanisms of Actions. The American Journal of Chinese Medicine, 2008; 36 (4): 635–645.

96 Shukla S., Torossian A., Duann J.R. and Leung A. The analgesic effect of electroacupuncture on acute thermal pain perception-a central neural correlate study with fMRI.Molecular Pain 2011; 7:45

97 Xu K-d., Lian T., Wang K. and Tian D-a. Effect of pre-electroacupuncture on p38 and c-Fos expression in the spinal dorsal horn of rats suffering from visceral pain.Chin Med J. 2010; 123(9):1176-1181.

98 Zhang Z-J., Chen H-Y., Yip K-c., Ng R., and Taam Wong V. The effectiveness and safety of acupuncture therapy in depressive disorders: Systematic review and meta-analysis. Journal of Affective Disorders, 2009; JAD-04311; No of Pages 13. doi: 10.1016/j.jad.2009.07.005.

99 Zhang Z-J, Ng R, Man SC, Li TYJ, Wong W, et al. Dense Cranial Electroacupuncture Stimulation for Major Depressive Disorder—A Single-Blind, Randomized, Controlled Study. PLoS ONE, 2012; 7(1): e29651.

100 Chiang CY, Chang CT, Chu HL, et al. Peripheral afferent pathway for acupuncture analgesia. Sci Sin 1973; 16:210–217.

101 Bai L., Qin W., Tian J., Liu P., Ling Li L., Chen P., Dai J., Craggs J. G., von Deneen K. M., and Liu Y. Time-varied characteristics of acupuncture effects in fMRI studies. Human Brain Mapping, 2009; 30 (11): 3445–3460, 2009.

102 Burton H., Snyder A. Z., and Raichle M. E. Default brain functionality in blind people. PNAS, 2004; 101 (43): 15500–15505.

103 Baliki M., Geha P., Apkarian A. V., and Chialvo D. Beyond Feeling: Chronic Pain Hurts the Brain, Disrupting the Default-Mode Network Dynamics. The Journal of Neuroscience, 2008 February 6; 28(6):1398 –1403

104 Greicius M., Srivastava G., Reiss A., and Menon V. Default-mode network activity distinguishes Alzheimer's disease from healthy aging: Evidence from functional MRI. PNAS, 2004; 101 (13): 4637–4642.

105 Seminowicz D. and Davis K. Pain enhances Functional Connectivity of a Brain Network Evoked by Performance of a Cognitive Task. J. Neurophysiol. 2007, February 21; 97:3651-3659.

106 Dhond R. P., Yeh C., Park K., Kettner N., and Napadow V. Acupuncture Modulates Resting State Connectivity in Default and Sensorimotor Brain Networks. Pain. June 2008; 136 (3): 407–418.

107 Kong J., Ma L., Gollumb R. L., Wei J., Yang X., Li D., Weng X., Jia F., Wang C., Li F., Li R., and Zhuang. A Pilot Study of Functional Magnetic Resonance Imaging of

the Brain During Manual and Electroacupuncture Stimulation of Acupuncture Point (LI-4 Hegu) in Normal Subjects Reveals Differential Brain Activation Between Methods. The journal of Alternative and Complementary Medicine, 2002; 8 (4): 411-419.

108 Newberg A. B., LaRiccia P. J., Lee B. Y., Farrar J. T., Lee L., and Alavi A. Cerebral Blood Flow Effects of Pain and Acupuncture: A Preliminary Single-Photon Emission Computed Tomography Imaging Study. Journal of Neuroimaging, Janaury 2005; 15 (1).

109 Apkarian AV, Sosa Y, Sonty S, et al. Chronic back pain is associated with decreased prefrontal and thalamic gray matter density. J Neurosci 2004, 24:10410–10415

110 Heine H. (1997), "Lehrbuch der biologischen Medixzin". 2da Ed, Stuttgartt: Hippokrates.

111 Hartmut Heine. G Herzberger. G Bauer. (1999). "Terapia con catalizadores intermediaries en la práctica". Baden-Baden.

112 Joanna K. Et al (2013). "Los trastornos psiquiátricos, ¿son condiciones inflamatorias? Psychiatric Times.

113 Langevin H. M., and Yandow J. A. Relationship of Acupuncture Points and Meridians to Connective Tissue Planes. The Anatomical Record (New Anat.), 2002; 269:257–265.

114 Langevin H. M., Konofagou E., Badger G., Churchill D., Fox J., Ophir J., and Garra B. S. Tissue displacements during acupuncture using ultrasound elastography techniques. Ultrasound in Med. & Biol. 2004; 30, (9): 1173–1183.

115 Hui K., Sporko T., Vangel M., Li M., Fang J, and Lao L. Perception of Deqi by Chinese and American acupuncturists: a pilot survey. Chinese Medicine 2011; 6 (2).

116 Zhang Z-J., Wang X-M., and McAlonan G. M. Neural Acupuncture Unit: A New Concept for Interpreting Effects and Mechanisms of Acupuncture. Evidence-Based Complementary and Alternative Medicine, 2012, Article ID 429412, 23 pages.

117 M.Bijak. Revista Internacional de Acupuntura. Vol 2 Núm 2 (2008).

118 Dylan Evans. (2003). "Placebo, El triunfo de la mente sobre la materia en la medicina moderna. Trayectos.

119 Antonio Damasio is an internationally recognized leader in neuroscience. His research has helped to elucidate the neural basis for the emotions and has shown that emotions play a central role in social cognition and decision-making. His work has also had a major influence on current understanding of the neural systems, which underlie memory, language and consciousness. Damasio directs the newly created USC Brain and Creativity Institute. Recomiendo visitar su página Web.
http://www.usc.edu/programs/neuroscience/faculty/profile.php?fid=27

120 Damasio. "El Error de Descartes", Editorial drakontos

121 A.R. Damasio, D. Granely, Damasio (1991)" Somatic markers and the guidance

of behavior: Theory and preliminary testing" en H.S.Levin.H. M. Eisenberg y A.L. Benton, Eds, Frontal lobe function and dysfunction, Oxforuniversity press, New York, pp. 217-229. R.D Haré y M,J Quinn (1971); "psychopathy and autonomic conditioning" Journal of abnormal psychology, 77, pp 223-235.

122 Freud S. (1914). On narcissim: an introduction. Vol 14, London Press

123 Moravex H.P (1987). Mind Children. University Press San Francisco

124 Yu, W, and Baas P.W (1994). Changes in microtubules number and length during axón differentation. J. Neurosciencie 14(5):2818-2829

125 Priban KH. Eccles JC. (1992. Rethinking neural networks. Appalachian Conference on Behavioral Neurodynamics. Mahwah, NJ, Lawrence Erlbaum Associates, Inc.

126 Schmitt, F.O. (1961). Molecule-cell, component-system reciprocal control as exemplified in psychophysical research. The Robert A. Welch Foundation Conferences on Chemical Research. V.Molecular Structure and Biochemical Reactions, Houston, Texas. Vol. V.

127 James L. Oschman. Energy medicine and the sciences of the subconscious and intuition. 2do congreso internacional de Kinesiologia en España.

128 Oschman, J.L. and Nora H. Oschman, (1993). Matter, energy, and the living matrix. The news magazine for the Rolf Institute, Boulder, Colorado, 21(3):55-64

129 Bretscher, M.S. (1971). A major ptrotein which spans the human erythrocyte membrane. J. Mol. Biol, 59,351-357

130 Bretscher, M.S. (1971). A major erythrocyte glycoprotein spans the cell membrane. Nature New Biology, 231,229-232.

131 Berezney, R., Coffey, D.S., (1977). Isolation and characterization of a framework structure from rat liver nuclei. Journal of cell Biology. 73:616-637

132 Oschman, J.L., (1983) Structure and properties of ground substances American Zoologist 24(1):199-215

133 Pietta F J, Coffey D. (1991) celular harmonic information tranfer through a tissue tensegrity-matrix system. Medical Hypothese 34:88-95

134 Oscman, JL. Energy medicine in therapeutics and human performance. Churchill Livingstone/Harcourt Brace, Edinburgh.

135 Charlie Rose Brain Series, Year 2, December 6,2011

136 Moltó Ripoll (2018). Hipótesis de los campos morfogenéticos y los meridianos. Editorial PNA.

137 Citado en Wang Xue Tai 1988 Great Treatise of Chinese Acupuncture (Zhong Guo Zhen Jiu Da Quan), Henan Science Publishing House p. 46.

138 Moltó Ripoll. (2017). Una nueva forma de entender el San Jiao. http://www.psiconeuroacupuntura.com/una-nueva-forma-de-entender-el-san-jiao/

139 G. Maciocia. The Triple Burner as a system of cavitites and a three-fold división of the body. Post: oct,30,2011

140 Hartmut Heine, et al. (1999). "Terapia con catalizadores intermediarios en la práctica" Aurelia-Verlag

141 Heine H. Lehrburch der biologischen Medizin. 2da ed. Stuttgart: Hippokrates 1997

142 Yirmiya R. Goshen I. (2011). Inmune modulation of learning, memory, neural plasticity and neurogenesis. Brian Behav Immun. 2011; 25:181-213.

143 Joanna K. Lucia Zhang. Sidney H Kennedy. Roger S McIntyre. (2013). Los trastornos psiquiátricos, ¿son condiciones inflamatorias? Psychiatric times. №7-2013

144 Hayley, S., Poulter, M. O., Merali, Z., & Anisman, H. (2005). The pathogenesis of clinical depression: stressor- and cytokine-induced alterations of neuroplasticity. neuroscience, 135(3), 659–78. http:/doi.org/10.1016/j.neuroscience.2005.03.051

145 Song, C., Merali, Z., & Anisman, H. (1999). Variations of nucleus accumbens dopamine and serotonin following systemic interleukin-1, interleukin-2 or interleukin-6 treatment. neuroscience, 88(3), 823–836. http:/doi.org/10.1016/S0306-4522 (98)00271-1

146 Wohleb, E. S., & Godbout, J. P. (2013). Basic Aspects of the Immunology of neuroinflammation. In Inflammation in Psychiatry (Vol. 28, pp. 1–19). http:/doi.org/10.1159/000343964

147 Raison, C. L., Capuron, L., & Miller, A. H. (2006). Cytokines sing the blues: Inflammation and the pathogenesis of depression. Trends in Immunology, 27(1), 24–31. http:/doi.org/10.1016/j.it.2005.11.006

148 Raison CL. Borisov AS, Majer M, et al (2009). Activation of central nervous system inflammatory pathways by interferon-alpha: relationship to monoamines and depression. Biol Psychiatry. 2099; 65:296-303

149 Bryan Leonard (2003). Estrés, citoquinas y depresión. "Simposio Internacional de la Asociación Mundial de Psiquiatría". Cordoba. Argentina.

150 Cristina V. E. (2017). Efectos antiinflamatorios de la estimulación de acupuntura vía nervio vago Anti-inflammatory effects of acupuncture stimulation via the vagus nerve. https://www.sciencedirect.com/science/journal/18878369/11/1.

151 Bernik TR, Friedman SG, Ochani M, DiRaimo R, Susarla S, Czura CJ, et al. Cholinergic antiinflammatory pathway inhibition of tumor necrosis factor during ischemia reperfusion. J Vasc Surg 2002; 36(6):1231-6.

152 Tracey KJ. The inflammatory reflex. Nature 2002;420(6917):853-9.

153 Wexler BC, Dolgin AE, Tryczynski EW. Effects of bacterial polysaccharide (Piromen) on the pituitary-adrenal axis: adrenal ascorbic acid, cholesterol and histologic alterations. Endocrionol 1957; 61:300-8.

154 Tracey KJ. The inflammatory reflex. Nature 2002;420(6917):853-9.

155 Chiao H, Kohda Y, McLeroy P, Craig L, Linas S, Star RA. Alpha- melanocyte-stimulating hormone inhibits renal injury in the absence of neutrophils. Kidney Int 1998;54(3):765-74.

156 Watkins LR, Maier SF. Implications of immune-to-brain communication for sickness and pain. Proc Natl Acad Sci USA 1999;96(14):7710-13.

157 Bernik TR, Friedman SG, Ochani M, DiRaimo R, Susarla S, Czura CJ, et al. Cholinergic antiinflammatory pathway inhibition of tumor necrosis factor during ischemia reperfusion. J Vasc Surg 2002; 36(6):1231-6.
158 Wang H, Yu M, Ochani M, Amelia CA, Tanovic M, Susaria S, et al. Nicotinic acetylcholine receptor a7 subunit is an essential regulator of inflammation. N
159 Borovikova, LV, Ivanova S, Zhang M, Yang H, Botchkina GI, Watkins LR, et al. Vagus nerve stimulation attenuates the systemic inflammatory response to endotoxin. Nature 2000;405-61.
160 Pavlov VA, Tracey KJ. Neural regulators of innate immune responses and inflammation. Cell Mol Life Sci 2004;61(18):2322-31.
161 George MS, Sackeim HA, Rush AJ, Marangell LB, Nahas Z, Husain MM, et al. Vagus nerve stimulation: a new tool for brain research and therapy. Biol Psychiatry 2000;47(4):287-95.
162 Fleshner M, Goehler LE, Schwartz BA, McGorry M, Martin D, Maier SF, et al. Thermogenic and corticosterone responses to intravenous cytokines (IL-1 beta and TNF-alpha) are attenuated by subdiaphragmatic vagotomy. J Neuroimmunol 1998;86(2): 134-41.
163 Tracey KJ. The inflammatory reflex. Nature 2002;420(6917):853-9.
24 Wang H, Yu M, Ochani M, Amelia CA, Tanovic M, Susaria S, et al. Nicotinic acetylcholine receptor a7 subunit is an essential regulator of inflammation. Nature 2003; 421: 384-8.
165 Proskocil BJ, Sekhon HS, Jia Y, Savchenko V, Blakely RD, Lindstrom J, et al. Acetylcholine is an autocrine or paracrine hormone synthesized and secreted by airway bronchial epithelial cells. Endocrinology 2004;145(5):2498-506.
166 aeed RW, Varma S, Peng-Nemeroff T, Sherry B, Balakhaneh D, Huston J, et al. Cholinergic stimulation blocks endothelial cell activation and leukocyte recruitment during inflammation. J Exp Med 2005;201(7):1113-2
167 Metz CN, Tracey KJ. It takes nerve to dampen inflammation. Nat Immunol 2005; 6(8):756-57.
168 Cristina V. E. (2017). Efectos antiinflamatorios de la estimulación de acupuntura vía nervio vagoAnti-inflammatory effects of acupuncture stimulation via the vagus nerve.
https://www.sciencedirect.com/science/journal/18878369/11/1.
169 Alberto Perez Sanmartín. (2015). El 36 de Estómago "punto maestro de la inmunidad". https://www.sciencedirect.com/science/journal/18878369
170 Zhan H et al. (2014)."Effect of manual acupuncture stimulation of "Baihui" (GV 20) and "Dazhui" (GV 14) on contents of 5-HT, dopamine and ACh and expression of 5-HT mRNA, DA mRNA and AChE mRNA in the hippocampus in methamphetamine addiction rats" .Zhen Ci Yan Jiu. 2014 Oct;39(5):362-6
171 Wang Q. et al (2012): "Electroacupuncture pretreatment attenuates cerebral ischemic injury through α7 nicotinicacetylcholine receptor-mediated inhibition of high-mobility group box 1 release in rats". J Neuroinflammation. 2012 Jan 26; 9:24. doi: 10.1186/1742-2094-9-24.

172 Bongham, Kim (1961), "Conductos de Bonghan y el huevo de la vida".
173 Kwang-Sup Soh. (2004): "Bonghan Duct and Acupuncture Meridian as Optical Channel of Biophoton". Biomedical Physics Laboratory, School of Physics, Seoul National University Seoul 151-747. Journal of the Korean Physical Society, Vol. 45, No. 5.
174 Moltó ripoll. Juan Pablo. (2015). "Meridianos y Campos morfogenéticos". Editorial PNA.
175 Li P. (2001). "The anatomical and physiological rule of acupoints". 2001:34-43
176 Soh K. (2009). "Bonghan circulatory system as an extension of acupuncture meridians ". J Acupunture Meridians Stud. 2009:2:93-106
177 Ogay et al. (2009). "Comparison of the characteristic features of Bonghan ducs. Blood and lymphatic capillaries". J Acupunture Meridians Stud. 2009:2:107-17
178 A. Boveris, E. Cadenas and B. Chance, Fed. Pro. 40, 195 (1981).
179 J. D. Kim, C. Choi and J. K. Lim, J. Korean Phys. Soc.42, 427 (2003).
180 R. Barsaschi, Biochem. bioophysics, Acta 762, 241 (1983).
181 V. V. Perelygin and B. N. Tarasov, Biophysics 11, 616 (1966).
182 E. Cadenas, FEBS Lett. 111, 413 (1980).
183 V. V. Artem'ey, Biophysics 12, 1278 (1967).
184 V. V. Blokha, Biophysics 13, 1084 (1968).
185 I. G. Shtrankfel'd, Biophysics 13, 1082 (1968).
186 S. Cohen and F. A. Popp, J Photochem Photobiol B Biol 40, 187 (1997).
187 S. Cohen and F. A. Popp, Skin Res. Thch 3, 177 (1997).
188 H. H. Jung, J. M. Yang, W. M. Woo and K. S. Soh, Indian J. Experi. Biology 41, 446 (2003).
189 C. Choi, W. M. Woo and K. S. Soh, J. Korean Phys. Soc. 42, 275 (2002).
190 A. S. Presman, Electromagnetic Fields and Life (Plenum Press, New York, 1970).
191 Fenix Mann. (2000). "Reinventing Acupunture" Oxford.
192 P. De Verjejoul, J-C Darras y P. Albarède. (1985). "Étude des meridiens d´acupunture par les traceus radioactifs". Bulletin de l`académie nacionale de médicine 169,7,1985.
193 Acupuncture and chronic pain: a criteriabasedmeta-analysis. J Clin Epidemiol.1990;43:1191-9.
194 The CONSORT statement: revised recommendations for improvingthe quality of reports of parallel-grouprandomised trials. Lancet.2001;357(9263):1191-4.
195 Axel Wiebrecht Isoldestr. Recomendaciones STRICTA. Normas para la presentación de estudios controlados de acupuntura. Revista internacional de acupuntura. Vol 2.nun 2. Pag 72-138 (abril 2008)

www.ingramcontent.com/pod-product-compliance
Lightning Source LLC
Chambersburg PA
CBHW021818170526
45157CB00007B/2636